雑学キング
耳 鼻 のど

編集

宮崎 総一郎 中部大学特任教授

髙橋 晴雄 長崎大学名誉教授

丹生 健一 神戸大学教授

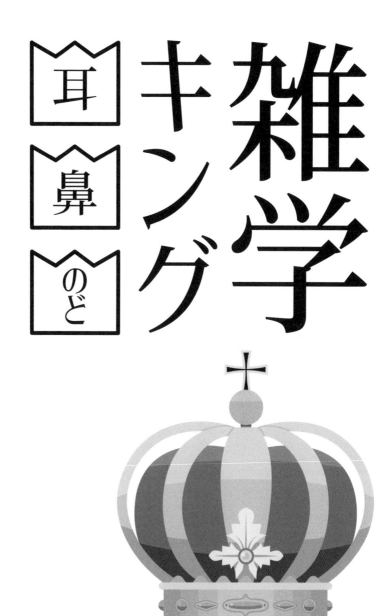

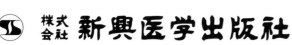
株式会社 新興医学出版社

❧ はじめに ❧

　若いころには，教えられたことを疑いもせず覚えました。患者さんを前にしての指導や耳学問がとても大切でした。**三つ子の魂百まで**のことわざ通り，その記憶は今でも脳裏に焼き付いています。

　この本では，諸先輩や患者さんから学んだ「耳・鼻・のどのトリビア」をまとめました。トリビアとは，本来くだらないことや些細なことを意味していますが，近年ではテレビ番組などの影響により雑学や知識という意味を多く含む言葉として使われるようになっています。

　本書には「年ごろの娘がオヤジを嫌うわけ」，「男の涙に女は弱い？」，「競走馬を早く走らせるための手術法」，「認知症で耳垢が多いわけ」，「九官鳥はなぜしゃべれるか？」，「さしつさされつ」，「マジャンジーの謎」等，おやっと思い，興味をそそられる内容が 41 編も掲載されています。

　数年前に「睡眠のトリビア」を発刊しましたが，このたびは，髙橋晴雄先生，丹生健一先生と相談して**耳・鼻・のど**の領域でのトリビアを中心にまとめました。企画に際しては，ご執筆の先生を実際に訪問して，この本の企画や目的について十分ご説明しました。またなるべく平易な言葉で，楽しく読めるように，また参考資料を入れていただくようにお願いしました。

　病気の理解に加え，日々の診察や患者さんへの説明にすぐに活かせる知識，研究へ取り組む姿勢等のトリビアが満載です。医師や看護師，医療スタッフのみならず，介護や医療系の学生さんにもぜひお読みいただければ幸いです。

2019 年 4 月

宮崎総一郎，髙橋　晴雄，丹生　健一

執筆者一覧

編集

宮崎総一郎	中部大学生命健康科学研究所 睡眠・認知症予防プロジェクト中部大学推進センター
髙橋　晴雄	長崎大学大学院医歯薬学総合研究科耳鼻咽喉・頭頸部外科学分野
丹生　健一	神戸大学大学院医学研究科外科系講座耳鼻咽喉科頭頸部外科学分野

執筆 (五十音順)

伊藤　裕之	東京女子医科大学八千代医療センター耳鼻咽喉科
内田　育恵	愛知医科大学耳鼻咽喉科学講座
大西　正樹	大西耳鼻咽喉科
金子　賢一	長崎大学大学院医歯薬学総合研究科耳鼻咽喉・頭頸部外科学分野
小林　隆一	このはなクリニック
新谷　朋子	とも耳鼻科クリニック
杉浦　彩子	豊田浄水こころのクリニック，国立長寿医療研究センター耳鼻咽喉科
鈴木　康司	順天堂大学医学部リハビリテーション医学研究室
髙橋　晴雄	長崎大学大学院医歯薬学総合研究科耳鼻咽喉・頭頸部外科学分野
中島　逸男	獨協医科大学耳鼻咽喉・頭頸部外科
丹生　健一	神戸大学大学院医学研究科外科系講座耳鼻咽喉科頭頸部外科学分野
平林　秀樹	獨協医科大学耳鼻咽喉・頭頸部外科
宮崎総一郎	中部大学生命健康科学研究所 睡眠・認知症予防プロジェクト中部大学推進センター
三輪　高喜	金沢医科大学耳鼻咽喉科学

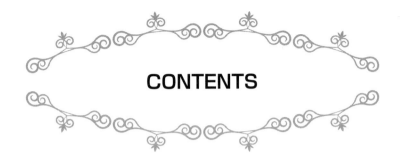

CONTENTS

はじめに ……………………………………………………… ○

1. 元気なモルモット繁殖法……………………………………… 1
2. 研究で悩んだら，まず眠ること！　眠りとひらめき……… 4
3. 鼻中隔彎曲症手術のトリビア………………………………… 7
4. 舞妓さんの帯高は鼻通気と関係？…………………………… 9
5. 口腔内異物でびっくり………………………………………… 13
6. 外耳道異物の対処法…………………………………………… 15
7. 音源の上下はどうしてわかるか……………………………… 17
8. 飲酒で顔が赤くなる人は咽頭癌や食道癌になりやすい…… 19
9. 表情筋と広頸筋………………………………………………… 21
10. 九官鳥はなぜ喋れるか？……………………………………… 23
11. 男の涙に女は弱い？…………………………………………… 25
12. ウイルスで咽頭癌？…………………………………………… 27
13. 人はなぜ食べたがるか………………………………………… 29

14. いみじきなエビデンス……………………………………32

15. 棚橋汀路博士の嚥下機能回復術考案余話………………34

16. マニュアルは頭の中に……………………………………36

17. 頸髄損傷者の睡眠時無呼吸を通して
    患者さんから学んだこと…………………………………38

18. さしつさされつ……………………………………………41

19. 電子カルテ…………………………………………………43

20. ギラン・バレー症候群……………………………………46

21. 見守りと観察………………………………………………48

22. 必ずあると思ってみる……………………………………51

23. マジャンジーの謎…………………………………………54

24. ハイムリック法を巡って…………………………………57

25. 兄弟を診察するときは必ず上の子から…………………61

26. 耳垢, 臭汗症と乳癌の関係………………………………63

27. 認知症で耳垢が多いわけ…………………………………65

28. 赤ちゃんのときにはもっていた!
    世界の言語の音を聞き分ける"万能耳"…………………67

29. 年ごろの娘がオヤジを嫌うわけ…………………………70

30. 「苦い薬は舌先において飲み込む」は本当?…………73

31. 人はフェロモンを発しているのか,
    フェロモンの効果はあるのか?…………………………75

vii

32. 二重声って，知ってますか ……………………………… 78

33. 裏声ってどうなっているの ……………………………… 80

34. ストロボスコピーで声帯の振動がみえるわけ ………… 82

35. 犬に気管異物はない？ …………………………………… 85

36. 競走馬を早く走らせるための手術法 …………………… 87

37. ゴリラのドラミングは，なぜ胸を叩くのか…………… 90

38. PTP にミシン目がなくて不便なわけ ………………… 92

39. 双子のいびき ……………………………………………… 94

40. 子どもの鼻づまり ………………………………………… 96

41. 若年者の滲出性中耳炎はクラミジア感染を疑う………… 99

おわりに ……………………………………………… 102

1. 元気なモルモット繁殖法

宮崎総一郎

　筆者は2008年に青森市で「睡眠障害」について講演しました．その中で睡眠とメラトニン，光の関連について触れました．睡眠ホルモンのメラトニンは，睡眠を誘導するだけでなく，日照時間と関連してヒトや動物の生殖時期の決定にも深く関係しているのです．

　図は，極地圏住民の誕生数の年内変動を，1979年以前と1980年以降で示したものです[1]．1979年以前は，2月から6月の早生まれが多かったのですが，1980年以降はほぼ1年中平均的に出生しています．昔エスキモーの女性は，冬になると生理が止まることが知られていました．冬には日照時間が極端に短くなり，メラトニンが多く分泌されると，その作用で性腺が抑制されていたのです．これは，極寒の地に暮らす生物の適応と考えられます．もし冬に妊娠して，子どもが秋に生まれたとし

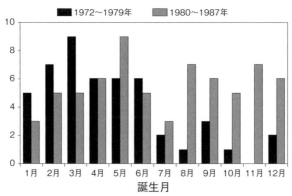

図　エスキモーの誕生数の年内変動[1]

たらどうなるでしょうか．半年を暗い中で暮らすエスキモーにとって，冬に食料を調達し乳児を育てるのは非常に困難です．早生まれであれば，太陽の恵みのある季節で，子どもを育てやすい環境となります．逆に言うと，日の長くなる春から夏にはメラトニンの分泌が抑制されて，性腺が刺激されて妊娠する可能性が高くなります．

1980年以降は極寒の地にもエネルギー（人工光）がもたらされたため，1年中活動できるようになり，本来の生物リズムが乱され，誕生月の出生数に差がなくなったと推察されます．文明の象徴である人工光によって，ヒトは24時間365日活動できるようになりましたが，気づかないうちに生殖活動がその影響を受けていたのです．

さて，講演会後の懇親会で，青森で診療されている今一朗先生から次のような興味深いお話を伺いました．今先生は弘前大学耳鼻咽喉科学教室に在籍しておられたころ，内耳分野で優れた研究を多く発表されておられます．

「昭和55年に，加齢モルモットの内耳有毛細胞，ラセン神経節細胞の観察を発表したことがありました．生後8年のモルモットの内耳感覚有毛細胞，ラセン神経節細胞などについて報告しましたが，その時，モルモットの入手方法はどうしたかと質問されました．当時，私は青森労災病院に赴任しており，モルモットはそこで私自身が育てていました．

業者から実験動物を購入するのと，自分で飼育，繁殖させたもののコストを比較すると，後者のほうが非常に高価になります．青森労災病院の実験動物飼育に払った費用は大変なものだったと思います．

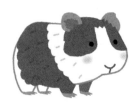

モルモットは夏には管理が比較的容易でしたが，寒さに弱いため，冬期の飼育，管理には，いろいろと工夫しました．そのころ，大学の飼育室の窓はビニールで密閉され，暖房には煙突付きの練炭ストーブを使い，**赤外線電球**がケージの上にぶらさげられていました．

労災病院での飼育にあたり，私は常時 200 頭以上を飼育していた先輩の飼育方法を応用することにしました．ケージの枠は木製でその高さは 0.8 メートルとし，藁を敷いて春からモルモットを飼育しはじめ，藁がぬれてくるとその上に藁を追加し，これを繰り返しました．そうすると冬には下になった藁が発酵し熱を発するようになり，床暖房と同じようになります．この方法で冬の実験も可能になりました．**電球は取り外し，自然の光環境**にしました．その結果健康なモルモットを多数飼育することができ研究が順調に進みました」

今先生のお話のポイントは，健康な実験用モルモットの飼育法であり，特に光との関係です．常時光を点けた環境では，メラトニンリズムが障害されたためにモルモットの体内時計が狂い，繁殖行動が障害されていたと推測されます．温度環境を整え，さらに昼夜のメリハリを保ったことで健康なモルモットが飼育可能となったのです．諸先輩の基礎研究への熱意に深く敬意を表します．

文　献

1) Condon RG : Birth seasonality, photoperiod and social change in the central Canadian Arctic. Hum Ecol 19 : 287-321, 1991

2. 研究で悩んだら，まず眠ること！
眠りとひらめき

宮崎総一郎

　この数年，長崎大学で「睡眠学セミナー」と「睡眠と鼻閉」に関する講義を担当させていただいています．講義前日の打ち合わせをしているときに，耳鼻科の髙橋晴雄教授が「私は研究に行き詰ったら，まずは眠ります．そうすると，翌朝に良い解決法を思いつきます．研究には睡眠がとても大切です！」と話されました．

　基礎研究や芸術創造活動に果たす睡眠の関与や効用が知られています．ドイツの科学者ケクレは，ベンゼン分子が6つの炭素原子と6つの水素原子でできている（図1）が，どんな空間配列をしているのか明らかにできず頭を悩ませていました．1865年のある夜，暖炉の前の椅子に座ってうたた寝をしているときに，原子が蛇のようにつながり，やがて尾をくわえて回転する夢を見ました（図2）．その夢の内容からベンゼン核の構造式を決定し，ここから有機化学工業の歴史が始まったといわれています．

　また，ロシア・サンクトペテルブルグ大学の化学教授ドミトリ・メン

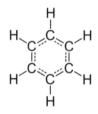　　　　　　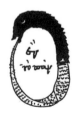

図1　ベンゼン環の構造式　　　図2　ケクレが見た夢のスケッチ

デレーエフは新しい化学の教科書を執筆していました．当時，61 の元素が知られていましたが，どんな順序で記載すれば良いか悩んでいました．1869 年 2 月 17 日，机でうたた寝をしているときに，夢の中ですべての元素が原子量の順に並んだ表を見たとのことです．

　最近では，ビートルズのポールマッカートニーも夢の中で作曲した話を，ホワイトハウスのクリスマスパーティーで披露しています（ユーチューブ）．「ある早朝，うたたねをしているときに夢の中で素晴らしい曲が聞こえてきました．起きた時に，ピアノコードとかまだ頭に残っていたので書き留めておきました．過去にどこかで聞いた曲が浮かんできたのかと思っていろいろ調べましたが，自分のオリジナルでした．そこで，曲名を“スクランブルエッグ”としました（そう，朝に思いついたので）．その後，これは“イエスタデイ”という名前に変更したのです．“イエスタデイ”は夢の中で作曲した曲なのです」．

　なぜ夢を見るのかという夢見仮説は数多くあり，まだ完全に解明されていません．1990 年代以降，MRI や PET で脳内血流量を調べることでレム睡眠中の脳機能が調べられました．その結果，①レム睡眠中は，視覚情報の処理を行う視覚野の血流量と，②情動をコントロールする扁桃体の血流量が増大しますが，③私たちの行動を制御する前頭葉の血流量が低下することが明らかになりました．つまり，①視覚野が活性化することでレム睡眠中に視覚映像が浮かび上がり，夢の内容が鮮明になります．②扁桃体が活性化することによって情動性が高まり，夢の内容が印象的なものになります．さらに③前頭葉の活動が低下することによって夢の内容にまとまりがなく，奇異で非現実的なものであっても，夢を見ている最中は，それがおかしなものだとは感じないでいることになるのです．

　これらの脳活動の変化は，特に急速眼球運動（rapid eye movement；REM）が生じるときに著しくなることが明らかとなっています[1]．これは，急速眼球運動が生じることによって夢が生成されている可能性を示しています．急速眼球運動が生じるたびに視覚野が活性化され，新し

い視覚映像が生み出されているとすれば，このことは，脈絡なく次々と場面が変わっていくという私たちの夢体験と一致します．かつて，レム睡眠中に急速眼球運動が起こるのは，夢の映像を目で追いかけているからだというデメンツらの説が唱えられたこともありましたが，現在ではこの説を支持するような証拠は報告されていません．

　夢を見ている際の脳グルコース消費量は，覚醒時とほぼ同程度であり，部分的ではありますが脳は活発に活動しています．日ごろ悩んでいる事柄も浮かんでくるだろうと推測されます．その際に，前述したようなさまざまなひらめきや発想が生じてもおかしくありません．しかし，ここで肝要なことは，ただ寝ているだけでは何も起きません．まずは研究に没頭することが必要です．それでも解決法が浮かばない場合に，積極的に眠ることをお勧めします．夢の中では時として自由な発想が生じ，問題解決につながる可能性があると考えられます．

　研究に行き詰ったときは，「寝るに限る」のです．

文　献

1）林光緒：睡眠と夢・記憶. 宮崎総一郎, 林光緒編著：睡眠と健康. 放送大学教育振興会, 東京, pp82-94, 2017

3. 鼻中隔弯曲症手術のトリビア

宮崎総一郎

　研修医時代に鼻中隔弯曲手術の指導を，秋田大学の戸川清教授から受けた時の話です．症例は，図のように，鼻中隔が右側に弯曲していて，左下鼻甲介は代償的に肥大していました．鼻中隔弯曲矯正術に加えて，左の下鼻甲介骨粘膜下切除術の適応でした．

　一見して視野の良い右鼻腔から（図）鼻中隔矯正術に取り掛かろうとして，鼻中隔粘膜切開を入れようとしました．その時に後ろから覗いていた戸川教授が，「なぜ左の下鼻甲介骨粘膜下切除術からはじめないの？ 左側からやれば，鼻腔が広くて，視野がよいでしょう」とアドバイスされました．一瞬「？」と思ったが，なるほどと思い，左側の下鼻甲介手術からスタートしたのです．

　ほとんどの研修医は，一見視野がよい鼻中隔矯正術から始めます．しかし，鼻中隔手術後には，矯正された粘膜が正中によるため，左鼻腔は狭くなり，出血も相まって，左側の下鼻甲介骨切除術をやる際に，視野が悪くやりにくくなることが十分予想されます．

　術者によっては，手術はいつも患者の右側に立って行うという方がおられます．戸川教授からは，右の鼻腔手術の際には右側に立ち，左鼻腔の場合は左側に立つとよいと教えていただきました．

　口蓋扁桃摘出術の際も同様です．右の口蓋扁桃摘出にあたっては，左手で扁桃鉗子を把持し，右手で切開，皮膜の剥離を進めます．左の扁桃摘出では，右手で扁桃鉗子を把持し，左手で切開，皮膜の剥離を進めると，術野で手指や器具が交差しないので，手術操作に無理がありません．

戸川教授は,「日ごろから両手が使えるように訓練しておくことが大切です」といわれていました.数年前に筆者は,利き手の右腕を骨折してギブス固定していたことがあります.その時に,左手で箸をもって食事していたところ,娘から「お父さん左手で食べられるなんてすごいね!」と褒められたことがあります.

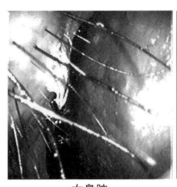 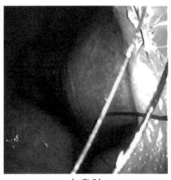

　　　　右鼻腔　　　　　　　　　左鼻腔
　　　図　鼻中隔弯曲症の内視鏡所見
　右鼻腔は狭小で鼻中隔弯曲を認める.一方,左鼻腔は広く視野がよい.

4. 舞妓さんの帯高は鼻通気と関係？

宮崎総一郎

問題：舞妓さんの帯高と鼻の通気性は関係がありますか？

1. まったく無関係です
2. 大いに関係があります
3. どちらともいえません
4. わかりません

　京都の夏はとても暑く，36度なんて普通です．夕方に祇園や宮川町あたりを歩いていると宴席に向かう舞妓さんや芸妓さんに出会います．しかし暑さにもかかわらず彼女らはあまり汗をかいていないように見えます．なぜでしょうか．よく舞妓さんを見ると，胸のかなり高い位置に帯を締めています．俗に言う「舞妓の高帯」と言われるものですが，実は脇下の部分を帯で強く圧迫することにより，顔や首筋などの汗を抑えることができるという生理的反射によるものなのです．

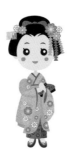

夏季に発汗しているときに側臥位をとると，上側になる半身の発汗が増加し，下側半身の発汗は減少します．この現象は1934年に名古屋の久野寧先生により体位変換による"半側発汗反射"[1]と名付けられ，その原因は重力による体内血液分布の差異であろうと最初は想像されていました．その後1954年に高木健太郎氏が，皮膚・汗反射として，詳細な研究結果[2]を発表しています．

　右の中腋窩線の皮膚（乳頭レベル）をボールペンのような突起物で圧迫すると，同側の皮膚温度は1度以上低下しました．さらに，上左側半身皮膚では皮膚温度が上昇し，発汗を生じました．今度は，左の中腋窩線のポイントを圧迫した場合は，右上半身で発汗を生じました．では，両側の中腋窩線のポイントを同時に圧するとどうなったのでしょうか．両側ともに皮膚温度は低下し，上半身並びに下半身の発汗が低下したのです．

　また，片方の臀部を圧迫すると，反対側臀部の発汗低下がみられました．以上のことから，舞妓さんが帯を胸高に占め正座をしていると夏でもさほど汗をかかないでいられるというのは，このような皮膚・汗反射があるからです．

　次に，鼻の通気性と皮膚反射について紹介します．皮膚のある部分を押すと，反対側の鼻の通気性が改善することがHaightら[3]により（**図1**）

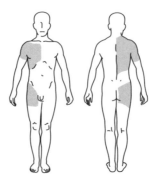

図1　鼻の通気性と皮膚反射[3]
アミの部位を圧迫すると反対側の鼻の通気性が改善する．

報告されてます．側臥位になると，同側の鼻粘膜がうっ血し鼻閉感を覚えます．逆に反対側では，鼻の通気性が改善するのです．12分間以上圧迫すると，鼻の通気性の変化は，圧迫しなくなってもそのまま持続するとされています．

　筆者も，鼻腔内を内視鏡で見ながら下鼻甲介粘膜の変化をビデオ記録したことがあります．側臥位になると間もなく下になった鼻粘膜のうっ血が現れ，反対側では，うっ血はとれ鼻道は拡大していました（**図2**）．横にならなくても壁に肩を押し付けるだけでも同様の効果を実感できるので，皆さんも試されてはいかがでしょうか．わかりやすく体験するためには，開いているほうの鼻側の肩を押すことですぐに，同側に鼻閉を生じます．

　なぜこのような皮膚・鼻反射があるのでしょうか．皮膚は全身のセンサーであり，自律神経と密接に関係しているからと推測されます．前述の高木先生はその論文の中で，中腋窩線の部位を圧すると同側の皮膚温度は低下したが，下鼻甲介粘膜温度は同側でなく反対側が低下したと報告しています．しかし高木先生はこの現象は説明がつかないと記述しておられました．鼻は生理学的な呼吸道であり，吸気のときには加温・加湿・除塵・呼吸リズム調節等を発揮していますが，呼気のときには外に体温を逃がさないように温度や湿度の再吸収を行う機能があります．

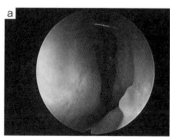 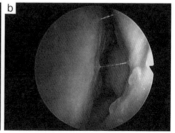

左横になる前　　　　　　　左横になった場合

図2　左側臥位での鼻粘膜変化
a：左横になる前の左鼻腔．通気性良好である．
b：左横になると，左下鼻甲介が腫大する

筆者は中腋窩線のポイントを圧迫した際に，反対側の下鼻甲介粘膜温が低下した現象の説明として，圧迫により皮膚温度が低下したことを中枢がセンシングすると，体温を維持するために，反対側の下鼻甲介温度が低下して，呼気よりの温度を再吸収しようとする鼻の生理機能のためであろうと考えています．

（問題の正解は2番）

文　献

1）Kuno Y：The physiology of human perspiration. J & A Churchill, London, pp 120-123, 1934
2）高木健太郎：皮膚圧・自律神経反射．最新医学 9：639-654, 1954
3）Haight JS, Cole P：Unilateral nasal resistance and asymmetrical body pressure. J Otolaryngol Suppl 16：1-31, 1986

5. 口腔内異物でびっくり

宮崎総一郎

　これは熱海で診療されている内田實先生の経験談です．医院の近所に新鮮なイカを食べさせるお店があり評判が高いのです．ある夜その店で食事したお客さんが，ひどい口内痛を訴えて受診されました．口腔内を観察してみると，白い10ミリほどの何かが多数突き刺さっています．これが痛みの原因であろうと思われました．鉗子で取り始めましたが粘膜に食い込んでいるため，完全除去は困難でした．30分くらいかけて約半数を除去したところ，出血もするので諦めて残りは放置しました．後日患者さんに連絡したら，「4日くらいで全部取れて痛みもなく，きれいに治りました」とのことでした．

　後日，これはイカの精子を入れた精莢（せいきょう）が，口腔粘膜に刺さって疼痛を引き起こしたことを知りました．その後，内田先生は同様な例をもう一例（同じ店のお客さん）経験しました．2例目は1例目の経験がありましたので，鎮痛剤だけ処方して，自然に取れるから心配ないですと説明して帰しました．

　山口県萩市須佐で活けイカを提供する梅乃葉のホームページ（http://umenoha.com/?eid=47）には，イカの精巣（**図1**）とそれを切り開いて中にあるミサイル様のカプセル（精莢）の写真（**図2**）が掲載されています．精巣で作られた精子は付属器官で作られる精莢という細長いカプセルに詰められ精莢嚢に蓄えられています．イカの生殖行動（交接）では，雄が数本から数百本の精莢をまとめて吐き出し交接腕と呼ばれる一部が変形した特定の腕[*1]（イカの足）でそれらの精莢の束を持って雌に

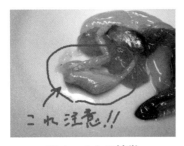 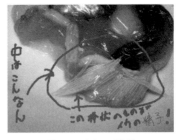

図1　イカの精巣　　　　　　図2　イカの精莢
(梅乃葉ホームページより引用)

手渡します[1]．手渡された精莢は雌の体との接触刺激によって精子塊がカプセルから飛び出す仕組みになっています．精莢の先には発射管と粘着体があります．新鮮なイカの精巣を切り開き，精莢を鶏肉に付着させたところ，生き物のように組織内に侵入していく様子が別のブログ[*2]で紹介されています．

　耳鼻科外来で口腔内の痛みや違和感がある場合，このようなびっくりする病態もあることを知っておくととても参考になります．2008年の日本口腔外科学会雑誌にも詳しい記述[2]があります．

*1：イカの雄の腕のうち，1本または2本だけが精莢を雌に渡せるように変形をしており交接腕と呼ばれます．変形した腕があるかないかで雄と雌が見分けられます．
*2：http://blog.goo.ne.jp/charaxy/e/3db95edaa50cbe8c3e68b03755c6f87e

文　献
1) 和田年史：イカの精子競争―より多くの子孫を残すための巧みな戦術と行動―．奥谷喬司編著：新鮮イカ学．東海大学出版会，東京，pp280-296, 2010
2) 川田賢介，河原正和，秋森俊行，他：スルメイカの精莢による口腔内刺傷の1例．日本口腔外科学会雑誌 54：423-426, 2008

6. 外耳道異物の対処法

宮崎総一郎

　富士宮市で診療されている佐野真一先生からお聞きした外耳道異物の対処法です．

　外耳道の昆虫異物は10年程前までは，8％キシロカインスプレー（フロンガス入り）で即死させることができ，処置がとても容易でした．ガス気化熱による一瞬の冷凍効果とキシロカイン相乗効果のためか，ハエ，蛾ならスプレーで一発即死です．しかし，地球温暖化が問題となり，対策としてフロンガスが禁止され，このキシロカインスプレーは作られなくなりました＊．そのため実地臨床ではとても困っておられるとのことでした．

　ある日，午後3時ごろ，中年女性が「助けてください！」と耳痛を訴えて受診されました．ガソリンスタンドのお手洗いで耳に虫が入ったとのことでした．外耳道をみると2センチほどのムカデが入っていました．鉗子で引っ張っても途中でちぎれて除去できず，残存部が動くので患者さんは非常に痛がり，摘出にとても難渋しました．フロンガス入りキシロカインスプレーならとても簡単容易なのにと佐野先生は思ったとのことです．

　成書ではオリーブオイルの処置が示されていますが，虫によっては1日以上生存するものもあり，あまり有効でない印象を受けます．

　筆者の研修医のころの経験も紹介します．夜間診療所に3歳ほどの子どもが「耳が痛いよ」と泣きながら受診しました．外耳道を見たところ奥のほうが真っ赤になっていました．中耳炎で鼓膜が高度に発赤，腫大

していました．鼓膜切開の適応かと考えました．しかし，すぐ近くに鼓膜が見えるのはおかしいなと思い直して，再度よく見たところ，小さなコガネムシのお尻でした．

＊フロンガス入りは 1998 年製造中止．現在はアストラゼネカ㈱から，キシロカインポンプスプレーとして，ガスなし，殺虫効果なしで販売されています．

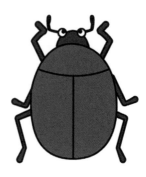

7. 音源の上下はどうしてわかるか

髙橋　晴雄

　私たちにとって音や言葉が左右どちらの方向から聴こえてくるのか（水平面の音源定位）は簡単にわかりますが，これは両耳が左右対称についていて，それぞれに届く音の大きさと到達する時間差からわかるのです．一方，私たちは音源の上下も大体わかりますが，これは両耳が左右対称についていることでは説明できません．

　ではなぜわかるのでしょうか．その理由として耳介の複雑な形が挙げられています．つまり上からの音と下からの音は外耳道から入って鼓膜に到達する前に複雑な形をしている耳介での反射の様式が異なることが考えられています[1]．

　でもご想像のように左右ほどはよくわからないとも言われています．

　試しに，耳鼻咽喉科で耳を診察するときに使う耳鏡という金属のメガホンのような器具を両耳にはめて，耳介の複雑な形状での音の反射を経ないで音を聴く設定で，目を閉じて上からと下からとランダムに音を出して普通の人16人に聴いてもらいましたが，正解率は約64％と驚くほど低いことがわかりました（図1左）．

　どうやら少なくとも耳介の複雑な形状だけでは説明できないようです．

　その他の理由としては，音を聴いている途中での頭の上下・左右の動きによって左右の耳に入る音の大きさが変化するために上下方向の音源定位ができるという考え方もあります．

　そう言われてみれば検査のときには被験者はじっとしていますが，日常ではほとんど何らかの動きをしながら音を聴いていますね．

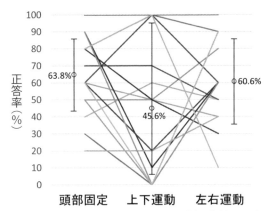

図　頭部の位置・状態による上下の音源定位の正解率
上下方向の音源定位テストの結果（正常人16名）．被験者は正面の上下に置いた2つのスピーカーから1メートル離れてランダムに3～5秒間出る1kHzの純音を聴く．頭を動かさない場合，3秒周期で上下に頭を動かす場合，同じく3秒周期で左右に頭を動かす場合，それぞれ10回ずつ聴き，上下どちらから聴こえたかの正解率を調べた．いずれの場合も上下の音源定位は良好ではなかった．

　それで今度は頭をゆっくり上下と左右に動かしてもらいながら音を聴いてみました．しかし残念ながら頭を動かさないで聴いた場合に比べて，頭を上下，左右に動かしながら聴いた場合でも，正解率はそれぞれ約46%，61%といずれもよくなることはありませんでした（**図中央，右**）．しかも16人の結果の内訳は，上下方向に動かすほうがわかりやすい人（7人），左右方向のほうがわかりやすい人（8人）などさまざまで，さらに「上下方向に頭を動かすとよくわかる」という人の中には，実際には左右方向のほうが正解率はよく，上下方向に動かした場合の正解率が0%という人も3人いました．
　やれやれ，人はどうやって上下方向の音源定位ができているのでしょうね．

文献

1) Yost WA：Chapter 12. Sound localization and binaural hearing. In：Yost WA ed：Fundamentals of Hearing-An Introduction, Fourth edition. Academic Press, San Diego, pp179-192, 2000

8. 飲酒で顔が赤くなる人は咽頭癌や食道癌になりやすい

丹生　健一

　飲酒や喫煙ががんの原因となることは皆さんもご存知ですね．でも，飲酒が原因となる食道癌や咽頭癌は日本人に多く，欧米では少ないことをご存知でしたか？

　飲酒により体内に入ったアルコールは胃や小腸から吸収され肝臓内のアルコール脱水素酵素によって，赤ら顔や頭痛，動悸，吐き気，二日酔い，発がんの原因となる毒性の強いアセトアルデヒドへと分解されます．さらに，アセトアルデヒドは主に2型アルデヒド脱水素酵素（ALDH2）によって無害な酢酸に分解され，最終的に水と二酸化炭素に分解され，尿，汗，呼気となって体外に排出されます．

　実は遺伝学的に，大半の欧米人のALDH2は活性が強い「活性型」ですが，日本人の半数では活性の弱い「低活性型」で，約5％は「不活性型ALDH2」です．「不活性型」の人はALDH2の酵素活性がほぼ完全に失活しており，いわゆる「下戸」でまったく酒が飲めず発がんのリスクはありません．問題は「低活性型」の人です．酵素活性は「活性型」の約1/16しかないので，有害なアセトアルデヒドを速やかに分解できず，少量のアルコールでも血中アルデヒド濃度は「活性型」の約6倍となります．お酒に「弱い」体質ですが飲めないわけではないので，サークルや会社の同僚と毎日，飲み続けているうちに脳や体にアルコールの耐性ができて次第に飲めるようになります．でもALDH2の酵素活性が上がったわけではなく，毎日，ビールを1〜2缶飲んでいるだけのつもりでも……アセトアルデヒドの濃度は「活性型」の人が毎日何リットル

も飲んでいるのと同じなのです.

　特別な遺伝子検査をしなくても,「低活性型」の人は,お酒を飲み始めると,すぐに顔が赤くなる「フラッシャー」なのですぐにわかります.「フラッシャー」の人の食道癌発がんリスクは,少量飲酒の場合で健常人の約9倍,毎日3合以上飲酒した場合,100倍に上るといわれています.特に,すでに食道癌か咽頭癌の治療を受けた方は要注意です.いずれかのがんにかかった人5人のうち,1人か2人に食道癌や咽頭癌が発症します.すぐに赤ら顔になるのに毎日お酒を飲み続けている貴方,健康診断の折にはぜひ,胃カメラの検査も受けられることをお勧めします.食道癌の可能性が疑われる場合は,胃カメラの検査の際にルゴール染色という検査を行います.正常な食道では食道の上皮細胞に含まれるグリコーゲン（でんぷん）とルゴール（ヨウ素）がヨウ素でんぷん反応することによって赤褐色になりますが,がんや前がん病変ではグリコーゲンが消費されてしまうのでヨウ素でんぷん反応は起こらず,白色の不染帯として残ってしまいます.特にあちこちに不染帯がみられる「まだら食道」だったら要注意.今からでもお酒を断ちましょう.

文　献

1）Shinomiya H, Shinomiya H, Kubo M, et al.：Prognostic value of ALDH2 polymorphism for patients with oropharyngeal cancer in a Japanese population. PLoS One 12：e0187992, 2017

9. 表情筋と広頸筋

丹生　健一

　生まれたばかりの赤ちゃんも，ちょっとした瞬間に笑顔を見せてくれることがありますね．これは顔の筋肉がひきつるように動くことで，笑ったように見えるもので「生理的微笑」と呼ばれています．このような表情が見られると，ママやパパは「笑った，笑った」と大喜びして，ますます赤ちゃんを「愛らしい」と感じ，大切に育てたいと強く感じるようになります．人は非常に未熟な状態で生まれてきますから，周りの人に世話をしてもらわなければ生きていけません．新生児微笑は赤ちゃんが生き延びるための重要な武器なのです[1]．

　さて，笑顔に限らず，人は30種類以上の顔面筋（表情筋）を動かして，さまざまな表情を作れます．発生学的には，この表情筋はもともと第2咽頭弓（舌骨弓）に発生した筋原基由来の頸括約筋で，下等な四肢動物で頸部前方の皮膚に分布していました．爬虫類になると背中まで広がって広頸筋と呼ばれるようになり，哺乳類では顔面まで広がって，頸部に留まった部分が広頸筋，頭部に移った筋が顔面筋（表情筋）と呼ばれています．広頸筋はもともと，四足歩行をしている動物の頸部にたかったハエや蚊を，皮膚をピクピク動かして追い払うためのものでしたが，霊長類では体のどこにでも手が届くようなり，広頸筋の必要性が低下しました．その代わり，進化に伴って言葉や表情によるコミュニケーションが重要となってきたため，お役御免となった広頸筋を顔面のほうにリクルートしたというわけです[2]．

　今お話ししたように表情筋も広頸筋も由来は同じですから，支配する

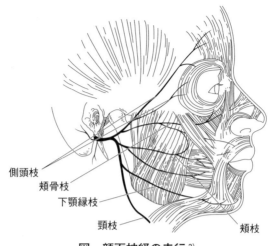

図　顔面神経の走行[3]

　運動神経はどちらも同じ皆さんもよくご存知の顔面神経です．我々人間では，耳下腺の中で枝分かれしながら表情筋に行く神経が主となり，広頸筋にいくのは細い枝1〜2本だけです．でも，もともと主として広頸筋へ向かう神経であった名残として，我々の顔面神経は頭蓋骨から首に向かってまず垂直に出てきて，その後直角に曲がって顔面方向に向かいます[3]．

文　献

1) 川島隆太, 泰羅雅登, 中村克樹：脳のなんでも小事典. 技術評論社, 東京, 2004
2) Kent GC, Carr RK 著, 谷口和之, 福田勝洋 訳：ケント 脊椎動物の比較解剖学　第9版. 緑書房, 東京, 2015
3) 野村恭也 監, 加我君孝 編：新耳鼻咽喉科学. 南山堂, 東京, 2013

10. 九官鳥はなぜ喋れるか？

丹生　健一

　皆さんは毎日，当たり前のように口からご飯を食べて，お茶を飲み，呼吸していますよね？　でも，よく考えてみてください．口は気管にも食道にもつながっているのに，どうして，毎回，間違って食べ物や飲み物が気管に入る(誤嚥する)ことなく飲み込めているのでしょう？　我々の体は誤嚥防止のために，いろいろな巧妙な仕組みがあり，その一つが声帯です．声帯は喉頭（喉仏）の中，気管の入り口にある一対の帯です．口からのどに食べ物や飲み物が降りてくると反射的に閉じて，気管の中に入って来るのを防ぎます．もともとは飲み物や食べ物が気管に入らないように誤嚥防止の「シャッター」の役割をしていたものが，シャッターを閉じたまま肺から息を吐き出すとこの帯がふるえて音を発生することから，発声器官として発達したと考えられています[1]．

　四足歩行の動物では喉頭は口のすぐ奥にあるので，声帯から発生した音（原音）は，ほぼそのまま口から出てしまいますが，人類の祖先が二足歩行するようになって喉頭の位置が下がり，声帯で発生した原音をのどや口の中を通る過程（声道）でさまざまな音色に加工する（構音）能力を身につけました．これが，我々人類が言語によるコミュニケーション能力を飛躍的に高めた理由であるといわれています[1]．

　一方，本題の九官鳥ですが，実は声帯を持っていません．鳥類にも「喉頭」はありますが，骨組みも筋も爬虫類に似た原始的な構造です．誤嚥防止が主な役目で，発声の機能を持った声帯はありません．ではなぜ喋れるのでしょう？　鳥類は声帯の代わりに気管が左右に分岐部する部位

に一対の鳴管という部位を持っています[2,3]（**図**）．ここに鼓膜と呼ばれる振動膜があり，原音を作っています．九官鳥やインコ，オウムでは，この鳴管周辺の筋肉が他の鳥類より非常に発達しており多様な声を出せるのです．また，これらの

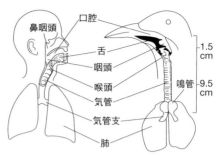

図　九官鳥の肺から嘴までの解剖図[2]

鳥では鳴管からくちばしまでの長さが子どもの声道と同じくらいなので，共鳴周波数帯域が似ている子どもと似た声を出せるといわれています．種や穀物を主食としていることから，硬い穀物や種の殻を剥けるように舌が発達しているのも構音に役立っているようです．

　元来，鳥は親鳥の真似して鳴き方を覚え，群の中でコミュニケーションに声を使ってきました．九官鳥が人の言葉を理解しているとは思えませんが，単体で飼われている彼らは，人間の言葉を覚え，優れた発声機能と構音機能を使ってお喋りをし，飼い主とのコミュニケーションツールとして使っているのでしょう．

文　献
1) Kent GC, Carr RK 著, 谷口和之, 福田勝洋 訳：ケント 脊椎動物の比較解剖学 第9版．緑書房, 東京, 2015
2) 日本音響学会 編：音のなんでも小事典．講談社, 東京, 1996
3) 伊福部達：福祉工学の挑戦—身体機能を支援する科学とビジネス．中央公論新社, 東京, 2004

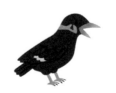

11. 男の涙に女は弱い？

丹生 健一

うれしいとき，悲しいとき，つらいとき，怒ったとき，感動したとき，涙が出てくることがありますね．目の前の異性の涙を見たら貴方はどう感じますか？　一般に「女の涙に男は弱い」といわれます．状況によるでしょうが，確かに女性に涙を見せられると「ちょっと言い過ぎたかな？」と後悔したり，相手のことを「か弱い」「愛おしい」と思ったりすることはあるでしょうね．でも，中には「面倒臭いなあ」とか「ズルい」とか感じる輩もいますので多用は禁物です．

では，男の涙を女性はどう感じるのでしょう？　東京大学農学生命科学研究科の東原和成教授によると，マウスの世界では「オスの涙にメスは弱い」のだそうです．東原教授のグループはマウスのオスの涙に含まれているEAP1というフェロモンを発見しました．マウスが泣くのかどうか知りませんが，悲しくなくてもうれしくなくても，眼を乾燥から守るため涙は涙腺から絶えず作り出され，その涙とともにフェロモンが体の周囲や巣に拡散されます．メスのマウスがオスと接触したり，オスの巣に入ったりすると，メスの鼻にある鋤鼻器（じょびき）にある受容体がこのフェロモンを感じ取り，その情報が脳の中の交尾行動を調整する領域（視床下部）を刺激すると，発情期に特徴的な行動をとるのだそうです．また，最近，このフェロモンは男性ホルモンの上昇に伴って分泌され，オス自身の攻撃性を高めることがわかりました．

残念ながらヒトの場合，男性にはESP1に相当するフェロモンを作る能力はありません．涙を流しても，モテるわけでも強くなれるわけでも

ありません.

文　献

1) Haga S, Hattori T, Sato T, et al. : The male mouse pheromone ESP1 enhances female sexual receptive behaviour through a specific vomeronasal receptor. Nature 466 : 118-122, 2010
2) Hattori T, Osakada T, Matsumoto A, et al. : Self-exposure to the male pheromone ESP1 enhances male aggressiveness in mice. Curr Biol 26 : 1229-1234, 2016

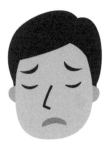

12. ウイルスで咽頭癌？

丹生　健一

　別項「飲酒で顔が赤くなる人は咽頭癌や食道癌になりやすい」で述べたように，私が研修医のころは，咽頭癌の患者さんといえば，もともと，お酒に弱かったのに毎日飲むようになったか，浴びるようにお酒を飲んでいた初老の男性と相場が決まっていました．ところが，最近，酒もタバコもやらず健康的な生活を送っている比較的若い男性に，扁桃腺にできる癌（中咽頭癌）が増えてきました．

　HPV（ヒトパピローマウイルス）というウイルスが原因です．HPVには100種類以上のタイプが存在し，性交渉の経験がある男女なら誰でも一生に一度は感染する可能性がありえます．このうちHPV16などがん化を起こさせやすいタイプのウイルスが感染し，たまたま体内に留まって，運悪くがん化に関係するウイルスの遺伝子が細胞の染色体に組み込まれるとがん化します．子宮頸癌の原因ウイルスとしてご存知の方も多いでしょう．どうもオーラルセックスなど，性行為の習慣の変化に伴って，元来，子宮頸部に留まっていたウイルスが，口蓋扁桃（扁桃腺）の細胞に感染する機会が増えたのが原因といわれています．

　性習慣が欧米化し，国民の健康志向により大酒家が減ったこともあり，我が国でも，今や中咽頭癌の5割以上をHPVが発がんに関与したと思われるタイプが占めるようになりました．飲酒が原因の古典的なタイプと異なり，原発巣（火元）が小さいのに，首のリンパ節への転移を伴う進行がんとして発見されるのが特徴です．でも，長年の酒やタバコで遺伝子のあちこちが壊れている古典的なタイプと違って，放射線や抗

がん剤の治療には素直に反応し，生存率はかなり良好です．

　子宮頸癌と同様のワクチン接種に予防効果があると考えられていますが，ご存知のように我が国では副作用の問題でワクチン接種は中断中です．HPV は男性から女性だけでなく，女性から男性にも，そして男性から男性にも感染するため，欧米では女子だけではなく男子にもワクチン接種が推奨されており，我が国でも早期の再開が望まれます．

文　献

1）村中璃子：10 万個の子宮：あの激しいけいれんは子宮頸がんワクチンの副反応なのか．平凡社，東京，2018

13. 人はなぜ食べたがるか

伊藤 裕之

　医師なら誰でも記憶に残る患者さんがいます．初めて嚥下障害の治療を行った方は，延髄梗塞後，長期間経鼻栄養管にて就労していました．その当時，筆者は嚥下障害などみたこともなかったので，まったくわかりませんでした．調べたところ輪状咽頭筋を切るとよくなるとわかりました．再診時に，手術という方法もあることを説明しました．

　彼は，「私は，鼻から管を入れて栄養をとっても声が出れば働けます．私が，食べられるようになっても，声を失うと仕事ができなくなり，家族が食べられなくなります」と言って，手術を希望しませんでした．そこで理学療法士に機能訓練を指示したところ，理学療法で経管栄養の管理は不要になりました．これが，筆者が嚥下障害の治療を始めたきっかけです．

　その後まもなく在宅療養中に徐々に嚥下機能が低下して，肺炎を繰り返すようになったご高齢の患者さんが入院しました．治療の結果，実用的な歩行には至りませんでしたし，経口摂取の再獲得の目算も立ちませんでした．しかし彼は「私にはやりたいことがあるので，声を失う危険のある手術はしたくない」と言って退院しました．数カ月後パリに行ってきたと土産をくださいました．彼は，栄養管の自己挿入と車椅子でパリに行ったのです．彼のやりたいことはパリに行くことでした．

　しかし，嚥下性肺炎の危険を説明しても経口摂取に固執する患者さんのほうが圧倒的に多く，こういう方はわずかです．

　治療にもかかわらず嚥下障害が改善しなかった患者さんが，二人続

きました.「経口摂取は,肺炎死の危険があるので勧めません.経口摂取は命と引き替えになります.食べ物と心中したいのであれば,退院してから召し上がってください」と話しました.退院後,自宅で経口摂取を始めたところ,誤嚥性肺炎を起こし入院してきました.「心中しても良いとおっしゃいましたが,このまま食べ続けると命にかかわります.どうしますか」との問いに二人とも異口同音に「生きたい」との返事がありました.

その後認知症を合併し,むやみに食べたがる方をみて,認知症ではない方が何故食べたがるのかと疑問を持ちました.

数年後に重症ではない認知症を合併した嚥下障害の治療をする機会がありました.ともかく食べたがったのです.その時に,人間はなぜ食べたがるのかを考えました.その結果,嚥下障害は,経口的栄養摂取障害であると同時に食欲という本能の達成障害でもあることに気がつきました[1].

ところで,草食動物は経口的栄養摂取ができなければ肉食動物の餌食になります.肉食動物は,活動が鈍り動物を捕まえて餌をとることができなくなると,生存できません.動物は経口摂取ができなければ生存できないのです.

今日使われている良質な経管栄養食が作られるようになったのは約50年前です.それまでの経管栄養食は,下痢を起こしやすく,経管栄養による長期生存は困難でした.良質の経管栄養食の開発のきっかけは,有人宇宙飛行でした.

人類誕生以来,20世紀後半まで,人間は他の動物と同じように,原因の如何を問わず経口的に栄養摂取ができなくなると生存できなかったのです.経口摂取不能ということは,個体の生存だけでなく種族保存の危機です.

今でも戦争や飢饉がもたらす食物入手不能による餓死が起きています.原因は何であれ,経口摂取不能は餓死という死に直結しています.嚥下障害の患者さんが,嚥下機能を無視して食べたがるのは,嚥下障害が,食欲という本能の達成障害であり,食物がないことや食べられない

ことを，死に直結していると感じるからではないでしょうか．

文 献

1) 磯貝仁美, 伊藤裕之, 小泉千秋, 他：嚥下障害に, 記銘力・理解力の障害を合併した症例の治療経験. 音声言語学 49：23-27, 2008

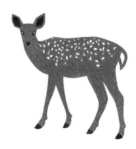

14. いみじきかなエビデンス

伊藤　裕之

　嚥下障害は，今日大きな問題になっていますが，筆者が嚥下障害の治療を始めた40年前は，嚥下障害はいわゆる隙間産業であまり関心を持たれていませんでした．初めて嚥下障害の患者さんを診たときに調べてみると，治療やリハビリテーションに関する論文は少しでした．論文を傍らに置いて手術を行い，術後に理学療法士に機能訓練を依頼したのが嚥下障害に携わった最初でした．幸いなことに経口摂取が可能になりましたが，もし優れた技術をもった理学療法士がいなかったら，逆の結果になっていたと思います．その後，別の患者さんに輪状咽頭筋切断術を行いましたが，それだけでは経口摂取はできるようにならず，さらに論文を探しまわりました．集まった論文を読みながら何を信じたらいいのか途方に暮れました．その後しばらくして Evidence based medicine（EBM）という言葉を耳にしました．何でいまさらエビデンスだと思いましたが，この途方に暮れた一件を思い出し，嚥下障害の治療にはエビデンスがないことに気がつきました．人間はないものやなくなりつつあるものの重要性に気がつくとそれを希求するのではないかと思います．敬老の日が休日になったのは，敬老精神がなくなりつつあった時代と記憶します．敬老が当たり前であれば，敬老を呼びかける敬老の日など必要はないでしょう．EBM もエビデンスがないからエビデンスを求めるのだと思います．そして，嚥下障害の治療にエビデンスがないのならエビデンスを作る必要があると考えました．

　臨床医学においてエビデンスのもっともよい資料になるものの一つが

レビューです．そして，調べていく中でどのくらい速やかにレビューが時代遅れになるかという論文を見つけました[1]．100編のレビューのうちレビューが最新情報であり続ける期間は平均約5.5年ですが，その期間が2年以内のものが23%，1年以内が15%でした．7%のレビューは，出版されたときにはその論文の新しい知見が他の論文によりすでに更新されていました．研究が行われて1年以上経っている場合，その論文の利用者は，新しいエビデンスの有無を調べ直すべきだと述べています．次から次に新しい薬剤や新しい技術が開発されます．その結果，新たなエビデンスが生まれては消えていきます．長年かけて準備し，結果をまとめて論文になったときには，すでに時代遅れになっているというのは虚しいことです．エビデンスは逃げ水のようなものだと思います．しかし，エビデンスの追求が医学に進歩をもたらしています．移り変わり行くものを追求しつづけることが真理の探究であると考えることもできます．

　臨床医が注意すべきは，エビデンスがないということは，信頼性の高いエビデンスがない場合とエビデンスの有無そのものが検討されていない場合があることです．その1例が嚥下障害です．嚥下障害は多くの異なる疾患にみられる障害です．嚥下障害の治療に関するエビデンスは，原因，病巣部位，合併する障害とその重症度などにより症例を分類したうえで，その分類ごとに検討しなければならないので，嚥下障害の治療に関する普遍的なエビデンスはなかなか得られません．

　次々と新しい物事が生まれまた消えて行くのはエビデンスだけではなく人の世の常です．吉田兼好は，有為転変の激しい世相をみながら，「世はさだめなきこそいみじけれ」と移り変わりゆく世をすばらしいと達観しました．エビデンスを追求することはいみじきことなのです．

文　献

1) Shojania KG, Sampson M, Ansari MT, et al.：How quickly do systematic reviews go out of date? A survival analysis. Ann Intern Med 147：224-233, 2007

15. 棚橋汀路博士の嚥下機能回復術考案余話

伊藤　裕之

　棚橋汀路博士が，嚥下機能回復術を名古屋大学分院年報に発表したのは1976年です[1]．この論文が，今日，我が国で広く行われている音声を保存し，経口摂取を可能にする術式の原著です．博士と患者さんが経口摂取を再獲得するまでの経過が，「兎の智恵─教えられた嚥下法─」として日本気管食道科学会会報に掲載されています[2]．

　筆者は，幸運にも博士の手術を10回ほど見学し，博士がこの手術をするに至った経緯を少しずつ聞くことができたので，手術の考案余話として紹介します．

　18歳の女性が経口摂取不能で博士の外来を受診しました．検査を行いましたが，治療方法は見つかりませんでした．博士は7年後にこの患者さんが生存していることを知り，輪状咽頭筋切断術を行いましたが，嚥下障害は改善しませんでした．博士は患者さんを1年間待たせ，家兎を使った実験により経口摂取が可能になる手術を考えました．動物に造影剤を飲ませること自体が容易ではないので，博士は大変苦労されたと思います．

　1年後に「動物でこういう手術をすれば飲み込めるようなることがわかりました．やりますか」という博士に患者さんが同意したのが，この手術の始まりです．

　今日であれば，動物実験の結果をもとにした手術を行うときには，倫理委員会の承認が必要になり，直ぐには手術が行えません．また，「私は動物ではない」と患者さんが手術を拒否しても不思議ではありません．博士には成算はあってのことですが，手術を承諾した患者さんの度胸に

感服します．その患者さんは手術をした結果，経口摂取は可能になりました．初診から8年経っていました．

　筆者の記憶では，棚橋博士がこの手術を考えた1970年代前半には今日使用されているような良質な経管栄養食はありませんでした．経管栄養を始めると下痢を起こすことが多く，8年もの間，手術を受けられる状態で生存することは期待できませんでした．博士に経管栄養で8年も生存し得た理由を聞いたところ，バナナをすりつぶして主な経管栄養食としていたということでした．今日，バナナの値段は，安いものであれば一房200円前後ですが，当時はかなり高価な果物だったと記憶しています．

　この話から筆者は二つのことを学びました．一つは，医学の歴史は医師の努力なしには変えられませんが，医師だけで変えられるものではなく，医学の歴史を変えるような患者さんの存在なしには変えられないということです．もう一つは，諦めずに考え続けることの重要性です．1960年代には，コンピュータによる文献検索などなかった時代で，情報入手は容易ではありませんでした．初診時には治療法が見つからず，博士はいったん治療を諦めかけましたが，その後ずっと治療方法を考え続けていたのではないかと筆者は想像しています．そして，治療を諦めなかった博士の考案した術式をこの患者さんが承諾したからこそ，今日，この手術により多くの患者さんが経管栄養から離脱できるのです．

　その後，この患者さんは結婚され，お子さんにも恵まれました．しかし，数年くらい前に不慮の事故で亡くなられ，博士は大変残念がられました．嚥下障害の治療に取り組んできた者の一人として，この患者さんのご冥福をお祈りするとともに深く感謝を申し上げます．

文　献

1) 棚橋汀路：嚥下不能症に対する機能回復手術．名大分院年報 9：391-398, 1976
2) 棚橋汀路：兎の智恵―教えられた嚥下法―．日本気管食道科学会会報 50：205, 1999

16. マニュアルは頭の中に

伊藤　裕之

　夜遅く郊外から都心に向かう上り電車に乗っていた時のことです．すれ違う下りの電車は，まだかなり混んでいましたが，筆者の乗っていた電車の乗客はまばらでした．駅に着く直前，「お降りのお客様は，すいたドア口からお降りください」という車掌のアナウンスがありました．何も考えずにマニュアル通り行っていることがわかりました．

　マニュアルは，単純作業を考えることなく迅速に行うためのもので，生産効率を上げ，一定の水準のものを生産するために，誰もが決められたことを決められた方法で，容易にできるように作られたものと聞いています．現代は，マニュアル流行りです．何かのミスで事故や事件が起きるとマニュアルがなかったことが問題視されることもあります．現代社会は，マニュアルなしには動かないのではないかとさえ思えます．工場における大量製品製造，行政手続きなどではマニュアルはきわめて便利です．教えるほうは「マニュアル通りやれ」といえばすみますし，教えられるほうも考えることなくマニュアル通りやればいいので，教えるほうも教えられるほうも楽です．マニュアルは人間をより考えなくしているようにも思えます．「人間は一本の葦であり，自然のうちでもっとも弱いものにすぎない．しかし，それは考える葦である」という科学者であり哲学者であるパスカルの名言がありますが，マニュアルの普及により「人間は一本の葦であり，自然のうちでもっとも弱いものにすぎない．しかも，それは考えない葦である」というパロディが生まれるかも知れません．

　筆者が研修医であった1970年代にはマニュアルというものはあまり

目にしませんでしたが，今では医療の分野でもマニュアル本が増えたように思います．筆者が，リハビリテーション専門病院に赴任したころは，嚥下障害に関する本はないといっても過言ではない時代でした．嚥下障害などに手を染めるつもりはありませんでしたが，患者が来てしまったので，やむなく治療し始めました．わからないので論文を探しまくりました．嚥下に関する臨床生理学的論文が，数多く書かれた時期でしたが，治療に役立つ論文は，手術に関するものがあるに過ぎませんでした．運よく初めの2例は経口摂取可能になりましたが，次の3例は経口摂取の再獲得はできませんでした．これに懲りて少し勉強すると，症例が増えるにつれ治療成績は上がりました．しかし，治療がうまく行くようになって喜んでいると，それまでの治療方法が通用しない症例に遭遇し，また頭を抱えるという事態に繰り返し見舞われました．こんなことを続けているうちに気がついたことは，嚥下障害の多様性でした．嚥下障害は，多くの疾患によって引き起こされる一症状なので，嚥下障害の治療は原因によって異なるのです．また，嚥下障害は，合併する障害の影響も受けるのでその治療も多角的に検討しなければなりません．筆者が嚥下障害の多様性に気がついたのは，ちょうど巷間にマニュアルが普及し始めたころです．しかし，実際のところ嚥下障害の治療をマニュアルにすることは困難だと思っています．

　マニュアルが，単純作業を考えることなく迅速に行うためのものであるとすれば，日進月歩する臨床医学の応用である治療方法はもっともマニュアル化しにくいものではないかと思います．マニュアルに従って治療する場合には，対象に合ったマニュアルを選ぶこと，マニュアルどおりに行かないこともあることを念頭に置いてマニュアルを使うべきだと思います．

　専門家とは，その専門分野に関する，文章にはできないマニュアルを頭の中に数多く持っていて，瞬時に適切なマニュアルを取り出すことができるだけでなく，マニュアルの不適当な部分を修正して新しいマニュアルを作れる者ではないかと思います．

17. 頸髄損傷者の睡眠時無呼吸を通して患者さんから学んだこと

伊藤　裕之

　医師なら誰でも患者さんから学ぶことが多々あります．障害者医療をまったく知らなかった筆者も，脊髄損傷の患者さんから多くのことを学びました．

　脊髄損傷の原因は，交通事故と転落事故などが多く，圧倒的に女性よりも男性が多いのです．脊髄損傷は損傷部位以下の神経支配領域の感覚，運動，自律神経障害を起こします．その結果，リハビリテーションにおいて四肢麻痺以外に呼吸障害，膀胱直腸障害，褥瘡が問題になります．耳鼻咽喉科医が扱うのは，首から上の歯と眼と脳を除くすべての領域の疾患です．そのため，頸髄損傷者で耳鼻咽喉科医がかかわるのは気管切開術後の気道管理だけだと思っていましたが，後にこれが大きな誤りであることがわかりました．

　頸髄損傷には本態性高血圧はきわめて少ないのですが，高位頸髄損傷者では，尿閉や便秘などにより，腹部内臓血管が収縮して顕著な血圧上昇をきたす自律神経過反射が起きます．自律神経過反射は脳出血を起こすことがあります[1]．

　同僚でもありました大橋正洋博士らは，筆者が赴任して間もない1980年代に頸髄損傷者の呼吸について終夜ポリグラフを行って，頸髄損傷者でも睡眠時無呼吸があることを指摘しました[2,3]．身の丈もある大きな多目的ポリグラフを使い，夜何かしていることには気づいていましたが，頸髄損傷者の呼吸について調べていたとは知りませんでした．不勉強でした．

頸髄損傷の場合，肋間筋麻痺に加えて呼吸制御に関与する，肺伸展反射，胸壁固有感覚受容器からの情報も神経麻痺のために中枢へ伝えられません．そのために，呼吸機能の低下は顕著で，％VC（パーセント肺活量）が30％台にまで低下することがあるのです．このような呼吸状態が基礎にある睡眠時無呼吸に経鼻的持続陽圧呼吸療法（Continuous Positive Airway Pressure：CPAP〔シーパップ〕療法）はできるのだろうかと思っていました．

　睡眠時無呼吸の検査治療が保険収載されたので，後輩の千葉伸太郎博士に指導を仰ぎ，恐る恐る障害者の睡眠時無呼吸の検査治療を始めました．検査件数が増え，頸損者には重度の睡眠時無呼吸が多いこともわかりました．しかし，適正圧を決める検査のときに，苦しくてマスクをつけていられないこともあり，CPAP導入に至らなかったことも少なくありません．CPAPを使用する場合，麻痺のために自分でマスクをつけられないので，介護者（多くは妻）につけてもらうのですが，人につけてもらうと，マスク固定の強さを調節しにくく，痛かったり，漏れがあったりするのでうまくCPAPが使えるようになるのに時間がかかるのです．

　自律神経過反射と睡眠時無呼吸を合併した頸髄損傷の患者さんがいました．治療を勧めましたが，治療の希望はありませんでした．その後しばらくして脳出血を起こしました．この経験から，より積極的に治療を勧めるようになりました．睡眠時無呼吸の患者さんはCPAPに消極的な傾向がある一方で，家族は積極的であることがままみられます．患者さんの話を聞くと，それなりの理由があることがわかりました．確かに起床時に頭が重かったり，眠かったりしますが，手足の麻痺に較べればつらくはないのです．いびきで困るのは家族で本人ではありません．一方，家族からは，夜中に起きて体位交換をするのは仕方がないが，いびきで眠れないのはもっとつらいといった意見も聞かれました．最終的には非介護者の弱みなのか，不本意ながら介護者の意見に従うことが多いです．患者さんには，「奥さんの言うことをきいたほうがよいですよ」

と話すことが多いのです．しかし，ある患者さんには，「お医者さんは患者の味方をしなきゃいけないでしょう」と言われ，言葉に詰まったことがあります．改めて障害者のつらさを学ばされたと思いました．

文　献

1) 横溝由美子，郷原絢子，田中克幸，他：自律神経過反射により小脳出血を起こした頸髄損傷者の1例．泌尿器科紀要 56：659-661, 2010
2) 大橋正洋：頸損者における炭酸ガス再呼吸および体位変換時の呼吸機能の検討．リハビリテーション医学 20：216-225, 1983
3) 大橋正洋，山本　勝，廖　英和，他：頸損者の睡眠時呼吸パターンの検討．リハビリテーション医学 23：141-143, 1986

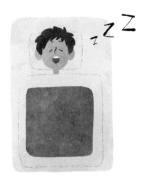

18. さしつさされつ

伊藤 裕之

　ここで言う「さしつさされつ」は,「粋な年増とさしつさされつ四畳半」といった話ではなく, 刺すのは筋電図の針です.

　1980年代の初めのこと. 私は嚥下障害の患者さんを目の前にして困っていました. 当時, 嚥下障害に関する書籍は少なく, 論文を読みまくるしかありませんでした. そこで見つけたのが吉田哲二博士の「正常嚥下に関する筋電図的ならびにX線的研究」でした. Dotyは, 1956年, 動物の嚥下運動を筋電図により解析しましたが[1], 人間の嚥下運動を咽頭食道透視と筋電図により解析した最初の論文が吉田博士の論文です[2].

　この論文を読んでいたころ, 所沢の国立リハビリテーションセンターで開催された講習会で偶然吉田哲二博士にお目にかかり, いろいろ教えていただきました. これがきっかけとなって, 夏休みを使い1週間ではありましたが久留米大学に見学にうかがい, 咽頭食道透視のやり方, 輪状咽頭筋切断術を見ることができました. その後, 2002年に吉田哲二博士がお亡くなりになるまで嚥下障害について多くのことを教えていただきました. 吉田哲二博士にお目にかかれなければ, 筆者が嚥下障害にかかわることはなかったと確信しています.

　折に触れて筋電図について話を聞くこともできました. 筋電図のような疼痛を伴うものでは被検者を探すのが容易ではありません. 被検者についてうかがったところ, 被検者には吉田哲二博士が入っておりお兄様の吉田義一博士も被検者になったと話されました.「ご兄弟で刺しつ刺されつですか」と聞くと「兄貴より俺のほうが刺されることが多かった」

と言われました.

　研究者自身が被検者になり研究が行われることは古来から行われています. ジェンナーは我が子に天然痘を接種したと伝えられています. 華岡青洲は，実母と妻を被検者にして麻沸散を完成しましたが，実母の死と妻の失明という代償を払いました. 今日でも，新たに開発された検査機械が病院に入ると患者さんに実際に検査を行う前にまず内部で検査をしますが，その被検者になるのは医師や検査技師など職員であることが多いのです.

　嚥下に限らず運動障害の治療では健常人の正常な運動を理解しておく必要があります. 肉眼による運動の観察が基本ですが，嚥下運動は四肢の運動障害のように肉眼で観察することができないので，嚥下運動の観察にはX線，筋電図，内視鏡などを用いざるを得ません.

　嚥下運動は随意運動から反射的運動に移行する運動です. 四足動物と人間では咽喉頭の形態もかなり違いますので，健常人の嚥下運動を対象とした生理学的検討の必要性は高いのですが，健常人に放射線を浴びせたり針を刺したりすることは侵襲を加えることになるので，被検者を集めるのは容易ではないというわけです. 高齢者の嚥下障害が大きな問題になっています. 高齢者の嚥下障害では加齢による嚥下機能の低下が基礎にあります. 高齢者の嚥下障害を治療するには健常高齢者の嚥下機能を知る必要がありますが，被検者を集めるのは容易ではないでしょう. 吉田哲二博士がご存命であれば，高齢者になった者同士がお互いにさしつさされつして加齢に伴う嚥下機能の低下を解明することができたのではないかと思います.

文　献

1) Doty RW, Bosma JF : An electromyographic analysis of reflex deglutition. J Neurophysiol 19 : 44-60, 1956
2) 吉田哲二 : 正常嚥下に関する筋電図的ならびにX線的研究. 耳鼻と臨床 25 : 824-872, 1979

19. 電子カルテ

伊藤　裕之

　電子カルテに関する患者さんと看護師の投書が新聞の投書欄に掲載されていました．

　患者さんの投書は，医師がコンピュータの画面ばかりをみているので，少しは患者さんの顔を見て話をして欲しいというものでした．一時期，医療はサービス業と言われたことがあります．サービス業であるか否かはともかく，横向きでカルテを書きながら患者さんと話すのはまずいと思いました．そこで机を挟んで患者さんと相対して正面から顔を見て問診をするようにしました．そうすると，患者さんの表情，目や口の動き，姿勢などがよくわかるようになり，視診から得られる診療情報が増えました．意外な患者さんの反応がありました．「コンピュータの画面を見て話をするお医者さんが多い中，顔を見て話を聞いてくれるんですね」と患者さんに言われたのです．このような経験からこの投書者の意見を理解できました．

　患者さんの立場からの投書に呼応するような投書が看護師さんからも寄せられました．それは，電子カルテになって，カルテの入力に手間取り，患者さんのケアの時間が奪われるだけでなく，情報の共有がしにくくなったという主旨でした．手書きカルテである施設に長年勤務していましたが，その施設でも昔に比べると病棟の看護師もコンピュータに向かう時間が増えていた記憶があります．投書した看護師の主張もよく理解できました．

　定年退職後，フリーターになり，2, 3の病院に勤務することになり

ました．いずれの施設でも電子カルテでした．しかも，施設によって電子カルテが違うので，カルテの操作に戸惑っています．この2つの投書をみて電子カルテに戸惑っているのは私のような老医だけではないことがわかりました．筆者が困っているのは漢字変換がスムーズにいかないことです．前日使った者が←を「みぎ」と登録したためか「みぎ」と入れたら←が出てきました．嚥下以外に異常なしと書くために「えんげいがいにいじょうなし」と入れたら「演芸外に異常なし」と出てきました．文字変換が面倒なので，英語で書いてスペルチェックしてからカルテに転写してみました．手間も省けるうえ低下しつつある英語能力の向上にもなり，一石二鳥だと思ったのです．ところが，ほどなく「カルテは誰が見てもわかるように書かなければいけないので英語で書かないでくれ」と言われ断念しました．こうしたことから機械に人間が使われていると思うに至りました．しかし，電子カルテが悪いことばかりではありません．電子カルテとなり唯一つ助かったと思ったことは，悪筆を披露する必要がなくなったことです．こんな小咄があります．ある国でカルテ開示法が制定されました．ある男が言いいました．「開示法ができても駄目だ．医者が読めるような字でカルテを書かなければいけないという法律が必要だ」．医師が悪筆なのは世界共通で，助かったと思っている医師は筆者だけではないかもしれません．

　機械に使われるといえば，人工知能の進歩により，機械のほうが人間よりも間違いが少なくなりつつあります．最近の報道によると，内視鏡診断に人工知能（AI）を活用し，蓄積された記録をもとに人間よりも正確に悪性度を判定することが期待されるといいます．AIで悪性度を判定できるようになれば，聴力や眼振などからめまいもAIで診断できるようになるかもしれません．人と話をするロボットも開発されています．これが医療に応用されると，ロボットが問診し，問診内容が自動的にカルテに記載されることも近い将来可能になるかも知れません．そんなことを考えているうちに30年以上前に書かれたパソコンによるめまい診断という論文を思い出しました[1]．20世紀までは人間が機械を開

発して使っていたのですが，医療の世界でも機械に人間が使われるようになる時代を迎えるかもしれません．電子カルテはその先駆けの可能性があります．

文献

1) 荒井和夫, 河津芳典, 栄 春海, 他：パソコンによるめまい診断. 耳鼻咽喉科展望 26：65-69, 1983

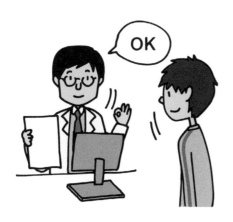

20. ギランバレー症候群

伊藤 裕之

医学生時代は教えられたことを疑いもせず覚えました．三つ子の魂百までのことわざ通り，その記憶は，今でも脳裏に焼き付いています．昭和40年代に教えられたことの中には，今日では否定されていることがいくつかあり，学生時代に覚えたことの修正を迫られることが時々あります．

ギランバレー症候群は，急速に進行する運動麻痺を主症状とする末梢性神経疾患で，難治性疾患克服研究事業の対象疾患とされています．カンピロバクター，EBウイルス，サイトメガロウイルス，マイコプラズマなどの先行感染があることが多いとされます．

筆者が初めてギランバレー症候群を経験したのは1980年代の初めで，患者さんに気管切開術を行いましたが，その後まもなく亡くなりました．ギランバレー症候群による嚥下障害を初めて治療したのは1980年代の後半でした．ギランバレー症候群による嚥下障害の患者さんが，神経内科より依頼されました．前医で副腎皮質ステロイドによる治療が行われましたが改善せず，内科で血漿交換療法，四肢麻痺や嚥下障害に対して理学療法が行われ，歩行や経口摂取が可能となりました．その後しばらくギランバレー症候群をみることはありませんでしたが，その後10年くらいたって全身の拘縮が強く端座位がとれないギランバレー症候群による嚥下障害を持つ2名の患者さんをみる機会がありました．残念ながら，経口摂取の再獲得はできませんでした．筆者が現役の最後にみたギランバレー症候群の患者さんは，何とか座位がとれるようになり

ました．しかし，在職中に治療を終われず，S博士に手術をお願いして，その後経口摂取は可能になりました．

振り返ってみるとこの時期は，まだ血漿交換療法が一般的でなかった時期で，ステロイド療法から血漿交換療法やγグロブリン療法にギランバレー症候群の治療が大きく変化し始めた時期でありました．国家試験に出題されるような治療法が30年後には否定されたのです．難治性疾患を目の前にして何とかしたいと考えた医師は，その当時使うことのできる薬剤の中から副腎皮質ステロイドに光明を見いだし，努力を重ねたと思います．しかし，現在も依然として重度の後遺症をもたらす例があります．

先達は良い言葉を残してくれました．中津藩の大江雲澤は「医不仁之術　務欲仁為（医は仁ならざるの術　務めて仁をなさんと欲す）」と遺しました[1]．東京国立博物館で見つけたのが「醫者意也　意生於學　方無古今　要期乎治」．亀井南冥の四言四句です．筆者はその場で理解しようと試みたものの，恥ずかしいことに，「古今に治療方法がなく，治るのを待つだけか」と勝手に解釈して感動していました．後にこれは「医は意なり，意は学より生ず，方に古今なく，要は治を期す」と読むこと，また亀井南冥が黒田藩の儒医で不遇な人生を送ったことを知りました[2]．2つの言葉はいずれも治療に努力することの必要性を語っています．ギランバレー症候群に対する副腎皮質ステロイドの単独投与が否定されたことは虚しいことですが，その治療努力はたたえられるべきだと思います．医学の進歩とはそういうものなのだと思うのです．

文　献

1) 川嶌真人：医は不仁の術務めて仁をなさんと欲す．続・豊前中津医学史散歩．西日本臨床医学研究所，中津，1996
2) 寺師睦宗：亀井南冥—その人となりと業績—．日本東洋医学雑誌 54：1023-1033，2003

21. 見守りと観察

伊藤　裕之

　どこの国の言葉も言葉は時代とともに変化します．いつの時代も老人は新造語に対応できにくいものです．最近気がついたことは，漢語を使わなくなったことです．その1例が視線です．視線の代わりに目線を使う人が多くなりました．射るような視線で見られれば怖いが，射るような目線では怖くありません．漢字の意味が理解されなくなり，漢字離れが進んでいると思います．漢字離れは，私たちの業界にも起きています．ある病院でこんなことがありました．見守り歩行の患者さんが，看護師さんが見守っているときに転倒しました．転倒はしましたが，骨折がなかったのは幸いでした．以下は転倒の状況を調べた筆者と同年配の職員のぼやき話です．

　彼が調べたところ，見守り歩行なので，看護師さんは患者の少し後方で患者を見ながら歩いていたため，転倒を防げなかったことが判明しました．

　彼「昔は観察歩行だったのに，見守っていたら転倒は防げるわけがない．観て察するから防げるのに……」

　筆者「観察していても防げないこともあるのだから，見守っているだけでは防げない．俺たちも偉そうなことは言えないよ．見て見ぬ振りはまずいけど，俺たち凡人には見えていても見えないことが多いから．ところが，ごくまれにある時それまで見えなかったことが突然見えてくることもあるよ」．手許にあった昭和14年に初版が刊行された新字鑑という漢和辞典で調べたことがありました[1]．

新字鑑の「みる」の項には，見，相，看，視，観，瞥，覧，展，瞰など30の漢字が掲載されていました．漢字は表意文字なので，見るとすぐに意味がわかります．同じ「みる」でも少しずつ意味が違います．「見」は目撃する，眼に入ると書かれています．「観」は最初に念を入れてみる，次にながめると書かれています．観察の観は前者の意味で，観光の観は後者の意味です．「看」はみまもるとありました．「視」は気をつけてみる，つまびらかにみるでした．

　ところで，竹節状声帯が初めて報告されたのは1993年であり[2]，そう古いことではありません．最初にガルシアが日光を光源として自身の喉頭を観察したのは1854年でした[3]．その後，一時期竹節状声帯に関する報告が続きました．

　竹節状声帯が報告されたのは関節喉頭鏡が耳鼻咽喉科の臨床に使われるようになって100年以上経ってからのことです．世界各国の耳鼻咽喉科医が喉頭を観察していたので，今日竹節状声帯と呼ばれる所見に気がついた耳鼻咽喉科医がいたとしても不思議ではありません．気がついたとしてもそれが記録に残されているかどうかを調べることは容易なことではないでしょう．最初に竹節状声帯に気がつき，記録に残した者は称賛されるべきだと思います．注意深い観察がなければ見つけられなかったからです．耳鼻咽喉科医は，喉頭疾患を疑えば必ず喉頭はみているはずです．筆者を含め多くの耳鼻咽喉科医は喉頭を念を入れてみていますが，竹節に気がつかなかったのか，あるいは気がついたが記録に残さなかったかのいずれかでしょう．見守り歩行で転倒を防げなかった看護師さんが守れなかったことは非難されても，「見る」の文字通り，認めたり目撃をしたりしたのであれば見ていたことについては非難されるべきではないと思います．看護師さんが「み守る」のであれば看守りも考えられますが，看守歩行は，塀の中ならともかく病院ではまずいでしょう．

文　献
1) 鹽谷　温：新字鑑 90 版. 弘道館, 東京, 1940
2) 寳迫　雪, 中村雅一, 田山二朗, 他：SLE 患者に認められた特異な喉頭所見. 喉頭 5：171-175, 1993
3) 小野　譲：マヌエルガルシア. 日本気管食道科学会会報 5：pa1-a4, 1954

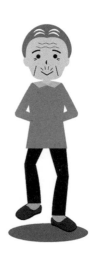

22. 必ずあると思ってみる

伊藤　裕之

　三枝英人博士のグループが，耳鼻咽喉科外来で見つけた重症筋無力症を何回か発表していました．発表を聞く前には，耳鼻咽喉科の外来患者さんの中に重症筋無力症がいるとはまったく思ってもいませんでした．発表を聴く機会が増えるにつれ，彼の施設のみに重症筋無力症が集中するはずはないのだから，筆者の施設にも重症筋無力症が受診しないわけがないと思うようになりました．重症筋無力症を見落としている可能性があると考えました．

　なぜ彼がよく見つけるのかが気になりました．百聞は一見に如かずと彼の迷惑を省みずノコノコ見学に行きました．そこで見たのは，ていねいに診察をしている姿でした．特別なことをしているわけではありませんでした．筆者の外来にも必ず初期の筋無力症がいると確信しました．

　それから数カ月後のある日，数日後に整形外科で手術を予定している女性が咽喉頭異常感を主訴に受診しました．歩行，顔貌，姿勢には異常を感じませんでしたが，声を聴くとごくわずかですが開鼻声のようでした．軟口蓋の動きも心なしか悪いようでしたし，ひょっとしたら重症筋無力症かもしれないと思いました．採血して1週間後の再診で診断がつきますが，診断がつくのは抜釘術後になります．確定診断ができていないのに，病名を伝えれば手術は延期になります．患者さんもやりくりをして時間を作り入院しているのです．重症筋無力症の診断に誤りがあれば，患者さんと整形外科医の不評を買うのは明白でした．しかし，確率が低くても診断が間違っていなければ，手術を行うべきではありません．迷った

すえ患者さんには疑った病名を告げ，診断が外れている可能性もあること，手術を決行した場合に予想されることを説明しました．結局，手術は延期されました．神経内科医は，ギランバレー症候群を疑いましたが，採血の結果，重症筋無力症と診断されました．外来で初期の重症無力症を見つけたのはこれが最初でした．

　筆者がS博士から学んだことは，少なくとも自分の専門とする分野については漫然と見るのではなく，必ず何かあると思って診ることの重要性です．何かあると思って診ても，見つからないことのほうが多いかもしれませんが，そう思わないで診ていたら何も見つけられないでしょう．宝くじは買っても当たりませんが，買わなければ絶対に当たりません．宝くじを買うことは，当たる可能性を買うことです．何かあると思って診るということは，見つける可能性を買うことなのです．

　調べてみて気がついたことは，重症筋無力症，ギランバレー症候群，筋萎縮性側索硬化症，多系統萎縮症などの神経疾患は，初期に軽度の開鼻声，構音障害，咽喉頭異常感，嚥下障害，ふらつきなどの耳鼻咽喉科領域の症状を初発症状として，耳鼻咽喉科外来を訪れる場合があるということです．このことを念頭に置いて，何かあると思って診ることが重要と考えました．CTやMRIがなかったころ，耳鼻咽喉科の先達は眼振や眼球運動から神経疾患を診断していました．今日でも重症筋無力症，筋萎縮性側索硬化症，眼咽頭筋ジストロフィー症などの中には，咽喉頭異常感，極めて軽度の開鼻声，嚥下障害を主訴に耳鼻咽喉科医にかかっています．患者さんは，これらの症状で最初に神経内科にかかることはまずないでしょう．また，神経内科を受診したとしても，耳鼻咽喉科医でも注意をしていないと見逃すほどの症状であれば，神経内科医が気がつかなくても不思議ではありません．耳鼻咽喉科医は，初期の神経疾患を見つけることができると思います．何か変だと思うような症状があるときには，何かあると思って診てゆくことが大切だと思います．初診では，わからなくても何回も診察をしてゆくとその何かが見つけられることもあるのではないでしょうか．

文　献

1) 三枝英人, 山口　智, 中村　毅, 他：高齢発症の重症筋無力症に対する嚥下・構音機能改善手術の経験, 日本耳鼻咽喉科学会会報 113：805-809, 2010
2) 三枝英人, 中村　毅, 小町太郎, 他：慢性期統合失調症患者に発症した重症筋無力症による嚥下障害の一例：日本嚥下医学会学会誌 2：61-68, 2013

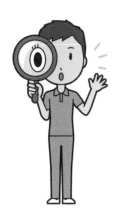

23. マジャンジーの謎

伊藤 裕之, 鈴木 康司

　発端は，私たちの雑談でした.「嚥下運動を3期に分けたマジャンジー（François Magendie）の原著を読んだ者がいるのだろうか」という話になったのです（**図1, 2**）. 調べてみたところ国内には原著がなさそうだとわかりました. 探しあぐねた末，共著者の鈴木が，フランスに知り合いがいるN教授を介して原著の複写を入手して翻訳しました[1,2].

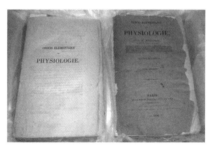

図1 鈴木が入手した Précis élémentaire de physiologie 第3版の表紙[1]

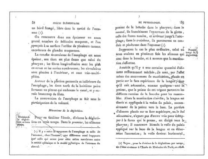

図2 嚥下運動に関する記載 mécanisme de déglutition[1]

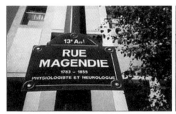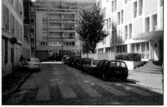

図3　パリにあるマジャンジー通り

　翻訳を読むと驚くようなことが二つ記載されていました．一つは，嚥下運動の3期分類が，19世紀初めには定説とされていることです．引用文献もあるのでかなりの年月を掛けて討論がなされていたと理解できるからです．とすれば，今日マジャンジーとされている分類を最初に報告したのは，必ずしもマジャンジーとは限らないということです．

　もう一つ驚いたことは，嚥下時に声門が閉鎖することが記載されていることです．我々が使用している内視鏡でも観察できない嚥下時の声門閉鎖が，X線や間接喉頭鏡もまだない時代に詳細に記載されていました．その後，鈴木がマジャンジーの伝記を入手して調べたところ，嚥下時の声門閉鎖は動物実験から得られたらしいということがわかりました．小さな哺乳類で嚥下時の喉頭を観察するのは容易ではなかっただろうと推測されます．私たちは，こんなことも考えました．この本が刊行された18世紀末から19世紀初頭のフランスは，血で血を洗うようなフランス革命と，その余韻覚めやらぬ時代です．フランス革命のさなかのパリにはギロチンで切断された頭部が至る所に転がっていたといわれます[3]．切断された頭部や戦闘で死にかけた政敵の咽喉頭を詳細に観察しようと思えばできないことではなかったでしょう．

　その後，パリにはマジャンジー通りがあることがわかりました（図3）．いつか行ってみたいと思っています．フランスに行き，文献を探しまくれば，さらにいろいろなことがわかると思うのです．

文　献

1） Magendie F：Précis élémentaire de physiologie, Paris. Mequignon-Marvis 2：58-67, 1816

2） 鈴木康司，柳下三郎：嚥下研究における François Magendie の功績．日本気管食道科学会会報 53：313-318, 2002

3） マンフレッド　マイ 著，小杉尅次 訳：50 のドラマで知るドイツの歴史 祖国統一への道．ミネルヴァ書房，東京，p153, 2013

24. ハイムリック法を巡って

伊藤 裕之

　2016年12月19日の朝日新聞東京版朝刊の片隅にヘンリー・ハイムリック（Henry Judah Heimlich）博士の死亡記事が載っていました[1]．ヘンリー・ハイムリックは米国の医師で，米オハイオ州シンシナティの病院にて96歳で死去しました．

　「74年に，食べ物などをのどに詰まらせた人を助けるため，背後から抱きついて拳で腹部を圧迫し，突き上げる方法を考案．「ハイムリック法」と呼ばれるようになり，世界各地で多くの命を救ったとされる」[1]

　彼は，腹部を突き上げて肺や気管にある空気により，豆鉄砲のように上気道異物を除去する方法を考案しました[2,3]（**図1**）．筆者は，何例かの気道食片異物に遭遇したことがあります．偶然，異物発生直後に病棟に居合わせたことが数回あり，ゴミ箱をあさって見つけた異物を記録したこともあります．食片気道異物についてまとめるため，ハイムリック法について調べて行くうちに，この方法が最良の気道異物除去方法とするハイムリックとこの方法に否定的な立場をとり，背部叩打法を主張する者との間で，当時激しい論争が繰り広げられたことがわかりました[4,5]．

　もっとも強烈だったのはハイムリックによる"Back blow is death blow"であった[2]．これに対して，背部叩打法（Back blow）を主張する論文には，乳幼児の頭部を下にして支え背部を叩く図が掲載されています（**図2**）[5]．重力をも利用するこのやり方であれば，乳幼児の声門上の異物の中には摘出できるものもあると考えられます．しかし，よほどの力量があっても成人では背部叩打法による異物除去は難しいと思わ

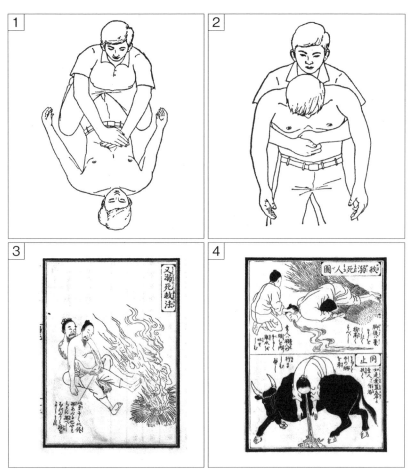

図1 ハイムリック法と広恵済急方の溺水者救助方法[6〜8]
1, 2がハイムリック法. 3, 4が広恵済急方の溺死者救助法
腹部へ圧をかけて気道異物や気道に貯まった水を出す方法。3ではたき火により溺水者の身体を温めている

れます．座位で叩いたとしても，成人の背部は固く重力も利用できないからです．

その後，米国で，窒息の救命方法が検討されると，内臓損傷をきたすこともあるハイムリック法は推奨されなくなりました．我が国で年末年始に必ず報道されるのが気道餅異物です．医局の耳学問ですが，餅異物

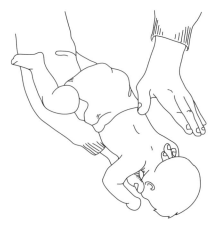

図2　幼小児に対する back blow（背部叩打法）[5]

は示指を咽頭まで入れて，喉頭にある餅を一側に寄せて気道を確保し，餅の喉頭面に指を回して掻き出す方法がよいと聞きました．筆者は，車イス使用者の梨上気道異物に遭遇しハイムリック法を行おうとしましたが，車椅子から下ろすのに時間がかかると判断し，耳学問の通り用手除去法（あるいは指拭法）で除去した経験があります．しかし，この指拭法には，異物を押し込み喉頭につまらせる危険があるという意見もあります．

国立公文書館の医学書に関する特別展で『広恵済急方』を見る機会がありました．『広恵済急方』は1790年に徳川家治の命により編纂されたもので，当時行われていた民間療法や救急治療方法をまとめたものです（図1）[6]．驚いたことには，そのなかにハイムリック法と同じ原理で，気道に貯まった水を出す溺水者の救助方法が掲載されていました．ハイムリック法に先立つこと184年です．

『広恵済急方』は，国立公文書館のサイトから落とすことができます．2017年6月の時点でハイムリックの動画もインターネット上で見ることができました[7]．

文　献

1) 朝日新聞東京版朝刊, 2016 年 12 月 19 日付
2) Heimlich JH : A life saving Maneuver to prevent Food-choking. JAMA 234 : 398-401, 1975
3) Heimlich JH : Back Blows are death blows. Emerg Med Serv 8 : 88-95, 1979
4) Day RL, Crelin ES, DuBois AB : Choking : The Heimlich abdominal trust vs back blows : An approach to measurements of inertial and aerodynamic forces. Pediatrics 70 : 113-119, 1982
5) Greensher J, Mofenson HC : Emegency Treatment of the choking child, Pediatrics 70 : 110-112, 1982
6) 上村卓也 : 異物誤嚥に対するハイムリック法のその後の評価. 耳鼻と臨床 30 : 748-750, 1984
7) 多気元徳 編, 多気元簡 校訂 : 横死の類, 溺死, 広恵済急方下巻. 医学校躋 寿館, 江戸, p12, 1790
8) Heimlich manoeuvre inventor dies aged 96-BBC NEWS. 17 December 2016. (www.bbc.co.uk/news/world-us-canada-38351903)

25. 兄弟を診察するときは必ず上の子から

大西 正樹

　兄弟を診察するときは必ず上の子からです．下の子を診て泣いてしまうと必ずそれを見ていた上の子も泣いてしまうからです．

　逆に上の子を診て泣かない場合，それを見た下の子も安心して泣きませんし，兄弟によっては下の子が診察中，上の子が「頑張れ，痛くないよ」と励ましてくれます．

　子どもは泣くとなかなか診察が難しくなります．泣かないよう微力ながら工夫をしています．

　診察用椅子を高くして幼児の目線を私と同じ高さにします．最初笑いかけるよう心がけています．意外と子供は笑い返してくれます．笑い返してくれればまず問題なく診察できます．診察中は「耳みるよ」「鼻みるよ」「あーんして」と喋り続けます．黙って診るより泣かない気がしますし，抱っこしている母親も今何をしているかわかって安心のよう

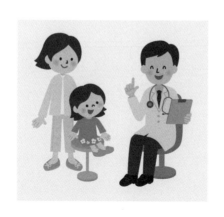

です.

　私の診療地域, 東京都墨田区はおじいちゃん, おばあちゃん, 息子夫婦, 孫が比較的近い距離で暮らしているケースが多いことがわかりました. まずおばあちゃんが受診, 信頼を得ると次におばあちゃんが孫を連れて診察にきます. 孫がよく来るようになると次にその両親が診察にやってきます. 結局3世代を診るケースが多くなります. また, 1人の信頼をなくすと3世代に影響しますから注意が必要です.

　昔, 開業医の先輩に言われたことですが「絶対患者さんを怒ってはいけない」です. なかなか簡単そうで, むずかしいです.

26. 耳垢，臭汗症と乳癌の関係

杉浦　彩子，内田　育恵

　耳垢にはねばねばした湿性耳垢とかさかさした乾性耳垢があり，日本では乾性耳垢の人が約9割を占めています．古来から日本には「あめみみ」「ねこみみ」「あぶらみみ」「ぬかみみ」など湿性耳垢を指すさまざまな呼称が各地にありました．

　この性質がメンデル遺伝にのっとったものであることは1930年代に足立や三宅らによって日本から報告されました．白人，黒人のほとんどは湿性耳垢なので，乾性耳垢の存在自体が知られていない地域もあるほどですが，日本では乾性耳垢が多いため湿性耳垢が優性遺伝していく様子に気づきやすかったのです．そして2002年には当時長崎大学にいた新川らが耳垢の性質を決定する遺伝子が16番染色体上にあることを発見しました．ついで，2006年にはこの遺伝子はABCC11という膜輸送体の1種の遺伝子であり，しかも一塩基多型であることを明らかにしました．Rs17822931がグアニン（G）かアデニン（A）かでABCC11のアミノ酸配列が1カ所変わり，活性が変化することがわかっています．GGまたはGAなら活性が保たれますが，AAでは活性が低下してしまい，そのためステロイド代謝物などの腺分泌が低下するとされています．

　ABCC11は外耳道の耳垢腺のほか，乳腺，アポクリン腺に多く分布しており，湿性耳垢の人では，腋臭が強くなること，また乳汁の分泌が多く乳癌のリスクが高くなることが報告されています．実は遺伝的背景が明らかになる以前から湿性耳垢があると臭汗症や乳癌が多いことは指摘されていました．

　腋臭はアポクリン腺から分泌されたステロイド代謝物などが皮脂とま

ざり，細菌によって分解されることで特有の臭いを生じたものです．日本においては湿性耳垢すなわち腋臭症（臭汗症）とする考えもみられます．湿性耳垢の多いイギリスでも腋臭と耳垢の関連があるようです．Rodligues らは大規模な親子の疫学研究である the Avon Longitudinal Study of Parents and Children（ALSPAC）の調査より，ABCC11 の遺伝子多型が AA だとデオドラントの使用頻度が有意に少ないことを報告しています．

　乳癌についてはカリフォルニア大学の Petrakis が 1971 年に湿性耳垢と乳癌の分布が合致していることを報告しています．ABCC11 の遺伝子多型と乳癌の関連については民族による差が非常に大きく，日本人では G アレルがあると有意に乳癌のリスクが高まるという報告がある一方，ヨーロッパでは AA が 2%以下しかおらず，また韓国では 170 名の乳癌患者と 100 名の比較対照者すべてが AA であったため，乳癌との有意な相関を認めていません．日本からはさらに乳癌組織中において ABCC11 の発現が高いと予後が悪いことも報告されています．ABCC11 は膜輸送体であるため，抗がん剤の有効性にも関与しており，例えば乳癌に使用されている抗がん剤であるエリブリンは ABCC11 を抑制したほうが有効性が高まることが報告されています．また，耳垢遺伝子を発見した新川らのいた長崎大学では，ABCC11 の遺伝子多型と母乳分泌量についての調査が行われました．171 名の産褥婦において，初乳の分泌量は湿性耳垢群が乾性耳垢群に比べて約 5 倍と有意に多かったそうです．しかし，出産 5 日目の分泌量はやや湿性耳垢群で多いものの，有意差はなくなっており，乳汁分泌には ABCC11 以外にもさまざまな因子が関与していると考えられました．

　ABCC11 は ATP-Binding Cassette（ABC）トランスポーターという重要な膜蛋白の 1 種であり，耳垢の性状，腋臭，乳癌や乳汁分泌に関与しているだけでなく，さまざまな物質の細胞外への輸送にかかわっている可能性があり，薬剤の感受性という観点からも注目されています．耳垢の性状によって使う薬剤の種類や量を変更するということが起こるかもしれません．

27. 認知症で耳垢が多いわけ

杉浦　彩子, 内田　育恵

　耳垢栓塞は小児, 高齢者, 知的障害者で頻度が高いことが知られています. 私が大学病院から国立長寿医療研究センターに異動した際に驚いたことの一つに耳垢栓塞の多さがあります. 実際に統計をとってみると1年間の間に当院を初診した後期高齢者342名中,「耳垢をとってほしい」「耳垢がつまっているようだ」などと「難聴」や「耳痛」といった訴えとは異なり,「耳垢」そのものを主訴として受診した患者が14名 (4％) いました. また, 耳とは関係のない咽頭痛といった主訴で来院した方の耳も診察したら高度の耳垢栓塞があった, というような症例にも事欠きませんでした. 補聴器の音孔が耳垢でつまっている高齢者もよくみかけます.

　耳垢栓塞は湿性耳垢でなりやすく, アメリカでは毎年1,200万人が耳垢除去目的で医療機関を受診していると推計されています. そのため, 2008年には米耳鼻咽喉科頭頸部外科学会より耳垢除去ガイドラインが作成され, 2017年1月にアップデートされました. イギリスでも効果的かつ経済的な耳垢除去についてのシステマティックレビューがされており, オイルなどの点耳でふやかした後, 洗浄する方法がよいと報告されています.

　なぜ, 耳垢栓塞は小児, 高齢者, 知的障害者で頻度が高いのでしょうか？小児は外耳道が狭いのが原因です. 高齢者では外耳の自浄作用が低下しており耳垢が貯留しやすく, さらに耳垢によって聴力低下を起こしていても加齢性難聴と考え放置することが多いため耳垢栓塞を生じやすいと考えられています. また, 知的障害があると, 清潔への関心が低下

することが多く，さらに，耳の違和感を意識しにくいことから，高齢者と同様に耳垢栓塞を形成しやすいと推測されています．不安などで耳垢腺の分泌が促進されることも挙げられています．

　Moore らはアメリカのナーシングホーム入所者の66％に少なくとも片耳の耳垢栓塞を認め，そのうち80％は耳垢栓塞除去によって聴力が改善し，聴力の改善した群では有意な認知機能の改善を認めたと報告しています．Lews-Cullinan らの報告でも，65歳以上の入院患者の35％が耳垢栓塞を有しており，そのうち75％で耳垢栓塞除去後の聴力改善が認められました．

　乾性耳垢の多い我が国での耳垢栓塞の状況はどうでしょうか？

　愛知県の一般地域住民における調査では，耳垢の貯留は年齢とともに増えていき，40歳代では5％前後の人に鼓膜が確認できないような耳垢を認めるのに対し，80歳代では15％前後でした．また，Mini-Mental State Examination（MMSE）において認知機能低下を認める人では，認知機能低下を認めない人の約2.3倍，耳垢を多く認めました．

　国立長寿医療研究センターの認知症専門外来を初診した患者においても検討を行いました．614名のうち49名（7％）が左右どちらかの耳に耳垢栓塞があり，そのうち37％で耳垢栓塞除去による聴力改善を認めました．同時に良聴耳の耳垢栓塞を認めた症例では除去後の MMSE スコアが，耳垢栓塞を認めなかった群と比較して有意に改善していました．聴覚障害に該当するレベルの聴力が耳垢栓塞除去により10dB 以上の著明改善を認めた者も3名あり，明らかなコミュニケーションの改善を示しました．高齢化，認知機能低下が進むとさらに耳垢栓塞のリスクは高まります．認知症専門病棟入院患者99名では32名に鼓膜のまったく確認できないような耳垢を左右どちらかの耳に認めています．

　湿性耳垢が多数を占める欧米より頻度は少ないものの，加齢性難聴への耳垢栓塞の合併は，高齢者の聴覚管理上，我が国においても重要な問題であるといえるでしょう．

28. 赤ちゃんのときにはもっていた！世界の言語の音を聞き分ける"万能耳"

内田育恵，杉浦彩子

外国語がもっと楽に聞き取れたらよいのに！と感じたことは誰しも一度はあるでしょう．例えば日本語では区別されない /r/ と /l/ や，/b/ と /v/ の音の聞き分けは，日本人の苦手とするところです．世界中の言語には，およそ600種類の子音と200種類の母音があるといわれています．実は私たちは，生まれたときにはさまざまな言語で用いられている 800 種類もの音を聞き分ける"万能耳"をもっていて，どの言語でも母国語とすることができる潜在能力をもって生まれてくるのです．ただしその"万能聞き分け能力"は，生後6カ月前後まではあるのですが，10～12カ月ごろまでに失われてしまいます．

乳児期のこの特別な能力が，その後成長に伴いどのように変化していくか，乳児の音声知覚に多くの研究者たちが注目し，この半世紀ほどの間に飛躍的に研究が進みました．きっかけとなったのは，1971 年に科学誌サイエンスに発表された Eimas らの研究報告とされています[1]．乳児が音を聞き分けたかどうか，研究の中ではどのように確認したのでしょう．研究者たちは，圧力を感知するセンサーをつけたおしゃぶりを乳児に吸わせ，おしゃぶりを吸う回数と吸う力の強さを計測しました．一定以上の強さでおしゃぶりを吸うたびに特定の音声を聞かせると，おしゃぶりを吸う行動が強まり，吸う回数が一時的に増加し，同じ音声が繰り返されると音に慣れ飽きてきて，おしゃぶりを吸う回数も徐々に減っていきます．おしゃぶりを吸う回数がもともとの基準の回数まで減ったところで音声を別のものに変えたとき，乳児が音の変化に気づけ

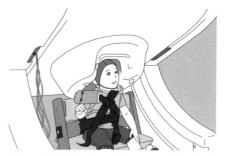

図　脳磁図の検査を受ける赤ちゃん

ばおしゃぶりを吸う回数が再び急激に増加するという行動の変化を聞き分けの目安としたのです．この報告が端緒となって，近年までに乳幼児の行動観察だけでなく，脳波や心拍数，脳磁図（図）[2]や近赤外光という，脳や身体の活動性や血流量の変化で判断する方法も次々に発表されています．

　これら数多くの研究により明らかになってきた知見として，Perceptual narrowing（知覚狭窄）という現象が最近注目されています．世界中の言語に使われる音を区別することができていた6カ月ごろまでの乳児も，その後は日常的によく耳にする言語の音，すなわち母国語となる言語の音への感度が高まり，音の違いや意味が理解できるようになっていく一方で，接する機会のない音に対する感度は減少し，生後12カ月ごろまでにだんだんと聞き分けられなくなっていきます．シアトル・ワシントン大学のKuhl教授らは，乳児の音声知覚に，生後6カ月から12カ月までの間に起こる劇的な変化を検証しました[3]．米国人と日本人の乳児に /ra/ と /la/ の違いを聞きとるテストをして，6〜8カ月齢のときには日米の乳児の間で2つの音を区別する能力に差がなかったのが，10〜12カ月齢になると日本の乳児は聞き分け能力が低下したのに比べ，米国の乳児は明らかに能力が向上したのです．同様の結果は，他の言語で，母国語の異なる乳児間でも観察されており，言語習得のプロセスを解明するうえで，重要な知見となっています．

私たちは皆，どんな言語の環境にも対応できるように"万能性"をもって生まれ，語りかけられ育てられるうちに，周囲の言語環境に感度を研ぎ澄ませていく，なんと合理的なしくみだろうと感心します．

文　献

1) Eimas PD, Siqueland ER, Jusczyk P, et al. : Speech perception in infants. Science 171 : 303-306, 1971
2) Ferjan Ramírez N, Ramírez RR, Clarke M, et al. : Speech discrimination in 11-month-old bilingual and monolingual infants : a magnetoencephalography study. Dev Sci 20 : e12427, 2017
3) Kuhl PK : Brain mechanisms in early language acquisition. Neuron 67 : 713-727, 2010

29. 年ごろの娘がオヤジを嫌うわけ

三輪　高喜

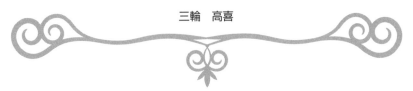

　ここで言うところの「オヤジ」には，2つの意味があります．一つは中高年の男性であり，もう一つは父親です．

　中高年の男性となりますとまっさきに思い浮かべるのが加齢臭でしょう．加齢臭は加齢とともに増してくる特有のにおいです．その成分はノネナールであることが，元資生堂チーフパフューマーの中村祥二氏の研究でわかっています．中村氏によりますと，加齢臭とは，「ちょっと青臭く，わずかに焦げたにおいがある。古くなったポマードのように脂臭く，広がりが強い」香りと表現されています．ノネナールは，皮脂腺から分泌される本来無臭である脂肪酸9－ヘキサデセン酸が同じく皮脂腺から分泌される過酸化脂質で酸化されることにより生成される物質です．加齢に伴い増加する理由としては，皮膚のバリア機能の低下や，ホルモンの変化によるとされています．女性でも男性ほどではないものの，閉経後に同様の仕組みで発生することが知られています．

　それではこのような女性から敬遠されるにおいを発するのは中高年ばかりかと言いますとそうでもありません．20歳代後半から30歳代にかけて発するペラルゴン酸を原因とするにおいが存在することがライオンから発表され，さらに近年，40歳代の男性が発生するジアセチルという成分の存在がマンダムから発表されました．これらのにおいの素が，大学ではなく企業の研究室から証明されているという点がユニークであり，消費者のニーズが科学的解明を進める一つの原動力となっていることが興味深く感じられます．

対策としましては，これらの物質の産生を抑えることは容易ではありませんので，常に清潔を保ち，こまめに体を洗うということが大切です．男性は常に女性の目ばかりでなく，鼻にも注意を払う必要があります．
　一方，「お父さんは臭いから一緒に洗濯しないで」という話を聞きます（我が家ではありませんが）．実の父親のにおいを嫌う娘との関係については，遺伝学的な要素がかかわっています．体臭のタイプはヒト白血球抗原（HLA）によって規定されており，それは主要組織適合抗原複合体（MHC）によって特徴づけられていることが山﨑邦郎博士らの研究により判明しました[1]．そして，スイスのベルン大学のグループによるTシャツ実験により，女性の好みがHLAの型により分けられることが証明されました．44名の男子学生に2日間同じTシャツを着てもらい，そのにおいを49名の女子学生が嗅いで，どのにおいが好きか答えてもらいました．その結果，女子学生は自分自身のHLA型からより異なるHLA型を持つ男子学生のTシャツが好ましいと答えたのです．ところがこの実験で，経口避妊薬を飲んでいた女子学生に限るとそれとは異なる結果となりました[2]．すなわち，においにより異なるHLA型の相手を選択することにより，子孫のHLAの偏りをなくそうという本能が働くものの，妊娠の可能性のない女性はその限りにはあらずという解釈が成り立ちます．
　したがいましてお父さんが娘さんから嫌われたとしても，それは種の保存のためでありますので決して悲観する必要はありません．ただし，常に清潔を心がけていませんと，加齢臭を放つこととなり，遺伝的背景

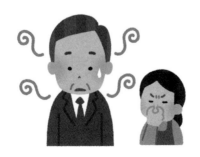

を超えて嫌われますのでご注意ください．また，人間への進化の過程において，嗅覚よりも視覚がより重要視されるようになっていることも念頭に置いておく必要があります．

文　献

1) 山﨑邦郎：においを操る遺伝子．工業調査会，東京都，pp73-114, 1999
2) Wedekind C, Seebeck T, Bettens F, et al.：MHC-dependent mate preferences in humans. Proc Biol Sci 260：245-259, 1995

30. 「苦い薬は舌先において飲み込む」は本当？

三輪 高喜

　舌の先端は甘味を感じて，舌の奥は苦味を感じる，いわゆる舌の味覚地図の存在は100年以上前から言われていました．40年前，私が愛読していた「医科生理学展望」（丸善）にも下記の図が示されています．ところが現在では，舌の味覚地図は否定されており，苦い薬は舌のどの部分でも苦く感じることがわかりました．

　味覚，嗅覚は化学受容感覚とも呼ばれ，味分子やにおい分子がそれぞれ味神経，嗅神経の細胞膜上にある受容体と直接結合して細胞内電位の変化が生じることにより知覚されます．嗅覚受容体は人では396種類近く存在することがわかっており，味覚受容体は甘味，苦味，塩味，酸味，うま味に対する5種類存在します．におい分子をコードする遺伝子が米国のRichard AxelとLinda Buckにより発見されたのが1991年であり，

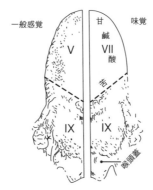

図　舌の味覚地図（医科生理学展望　原著6版）

その後の分子生物学的手法の発達により受容体の数と構造がまたたく間に解明されました．両氏はその功績により2004年にノーベル生理学医学賞を受賞しました．においの分子と396種類の嗅覚受容体が結合することにより嗅細胞からの電気信号が脳に伝えられます．その後，1999年に苦味受容体が発見されたことを皮切りに，味覚受容体についても解明が進められました．

味覚受容体を有する味細胞は，主に口やのどにある味蕾と呼ばれる細胞の集団の中で支持細胞に支えられて存在します．味蕾は人では約7,000個あり，そのうち約5,000個が舌の有郭乳頭，茸状乳頭，葉状乳頭と呼ばれるブツブツとしたところにあり，残りが上あごやのどにあります．それでは舌の部位，すなわち乳頭の場所によって味細胞の分布に違いがあるかというと，そうではないことがわかりました．1つの味細胞が有する味覚受容体は1種類であり，同じ味細胞に甘味や苦味の受容体が混在することはありません．しかし，味蕾の中には複数個の味細胞があり，単一の味蕾の中にある味細胞はすべて同一ではなく，異なる種類の味細胞が混在し，その分布は乳頭により違いはありません．すなわち，舌のどの場所にも同じように異なる種類の味細胞が混在することがわかりました．

それではなぜ，100年にもわたって舌の味覚地図が信じられてきたのでしょうか？　単なる迷信，迷妄で医学の教科書に載り続けるものでしょうか？　味細胞での味覚受容の機構が解明されつつあり，味神経の経路もおおむね解明されています．同一の味は脳の同じところに伝わりますので，もしも味覚地図があるとすれば，味の種類に加えて味を知覚する位置，時間差により脳の反応の立体的，時間的位相差が生じているのかもしれませんが，あくまでも筆者の推測に過ぎません．

余談のトリビアではありますが，味覚受容体は口やのどのみならず，腸管，膵臓，気管支，脳，精子などにも存在することが知られるようになり，その機能や疾病との関与から治療への応用まで研究が進められています．

31. 人はフェロモンを発しているのか，フェロモンの効果はあるのか？

三輪 高喜

　フェロモンとは，動物の個体から放出され，同種他個体に特異的な行動や反応を引き起こす化合物と定義されています．このような行動は，100年以上も前に書かれたファーブル昆虫記にも，夜行性のオスの蛾が暗闇の中でも遠く離れたメスを見つけられることが記されています．この行動を引き起こすものがメスが発するボンビコールと呼ばれるフェロモンであることが後に判明しました．フェロモンは，リリーサーフェロモンとプライマーフェロモンとに分類され，前者は同種他個体に特異的な行動を引き起こし，後者は他個体の生理過程に影響し，間接的に発達や生殖機能などに変化を与える物質とされています．

　前者によって引き起こされるリリーサー効果には，先の蛾のメスがオスを引き付ける効果や，オスのヤギや馬などがメスのにおいに反応して唇をまくり上げる効果などがあります．一方，プライマーフェロモンによるプライマー効果には，非繁殖期のヒツジやヤギの中に性成熟したオスを放つと黄体ホルモンが分泌されて発情と排卵が誘発されるオス効果（male effect）や，メスのマウスが交尾後着床前に交尾相手とは異なる別のオスのフェロモンを曝露すると妊娠成立が阻止されるブルース効果などがあります．

　フェロモンを受容する器官は鋤鼻器と呼ばれ，動物では鼻中隔の前下方の一端に小孔を有するトンネル構造を持った器官となっています．鋤鼻器の内腔は内側の粘膜には鋤鼻神経細胞が並び，外側は海綿状構造となっており，収縮，拡張を繰り返すことにより鼻腔内の空気をトンネル

の内部に取り込んでいます．鋤鼻神経は頭の中まで伸びて，性的興奮や性ホルモンの調節を行います．動物実験で鋤鼻神経を鼻腔内で切断すると，生殖器の萎縮が起こり，性行動を起こさなくなりますので，動物にとっては種の保存のために重要な器官であるといえます．

　それでは人にも効果を及ぼすフェロモンはあるのでしょうか．また，鋤鼻器はあるのでしょうか．金沢大学耳鼻咽喉科の山本圭先生による内視鏡を用いた観察では，920名中，472名（51％）に鋤鼻器と思われる器官が鼻中隔下方に認められました（図）．しかし，解剖体を用いて鋤鼻器に相当する部分を組織学的に観察したところ，神経としての特徴を持つ細胞を認めたものの，マウスなどと比べて極めて数が乏しく機能しているものとは考えにくいものでした．また，人では中枢組織は見つかっていません．以上の結果から，人では鋤鼻器は退化した組織であると推察されました．

　したがって，人では動物におけるリリーサー効果は期待できないものと思われます．しかし，プライマー効果につきましては，共同生活する女性の月経周期が同調する現象が知られています．ドミトリーエフェクト（寄宿舎効果）と呼ばれ，1971年にMcClintock博士によりNature誌で報告されました[1]．MacClintock博士はその後も研究を進め，女性のわきの下の分泌物の成分が他の女性の月経周期を変化させ，卵胞期の分泌物は排卵を早め，排卵期の分泌物が排卵を遅らせることを証明しました[2]．博士の研究成果が再びNatuire誌に掲載されたのは，最初の

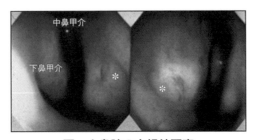

図　人鼻腔の内視鏡写真
＊両側鼻中隔下方にくぼみとつながる小孔を認める

発見から 27 年後の 1998 年のことでした．それではフェロモンはどこで受容されているのかという謎は残りますが，McClintock 博士の実験ではわきの下の分泌物を鼻の下にあてていることや，近年の研究で，フェロモン受容体の遺伝子が人の嗅粘膜で発現していることが証明されていることから，やはり鼻の中に存在するものと推測されています．

文　献

1) McClintock MK：Menstrual synchorony and suppression. Nature 229：244-245, 1971
2) Stern K, McClintock MK：Regulation of ovulation by human pheromones. Nature 392：177-179, 1998

32. 二重声って，知ってますか

金子　賢一

　声を聞いたときの，その高さ（ピッチ）の印象は，その声の基本周波数によって決まります．基本周波数とは，音声の周波数を解析したときに得られるいくつかのピークのうちもっとも低いものに相当し，発声時の声帯の振動数に一致します．これは，音声は声門が開いたり閉じたりして作られる空気の粗密波であることを考えると，理解できると思います．

　ところが，特殊な発声法やある種の喉頭疾患によっては，声を聞くと2つのピッチを感じることがあり，これを二重声（diplophonia, double voice）と呼んでいます．多くは，粗糙（そぞう）性と呼ばれる，ガラガラした印象を強く感じさせる声です．

　臨床上，二重声をもっとも多く生じやすい病態は，声帯の開閉運動が麻痺し（声帯麻痺），発声時に声門に隙間ができてしまうときです．二重声が出ているときのその声帯の振動を高速度デジタル撮影で観察すると，左右の声帯の振動数に差があり，数回に1回左右の声帯が接触し声門が閉じますが，それ以外では閉じず開きっぱなしのようなパターンがみられます（図）．

　また，声帯中央付近のポリープでも二重声を聞くことができる場合があります．このときはポリープの部分で左右の声帯が常に接触し，その前後で声帯が異なる周波数で振動して，音源が二つになっている様子が観察されます．

　なお，ストロボスコピーは，ある一定の周波数で発光するストロボ光により得られた像をつなぎ合わせて声帯の振動を観察しようという検査

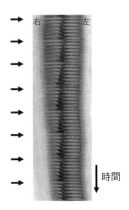

図 両側声帯麻痺例の声帯振動

二重声を発声中の声帯を高速度デジタル撮影（1200Hz）で撮影し，その画像を左右に声帯を横切る線で切り取り時間軸状に並べたもの（キモグラム）．声帯の振動数は左右で異なり（右 178.6Hz，左 203.6Hz），5〜6回に1回の周期で両側の声帯が接触している（左矢印）．

法ですので，二重声のように異なる振動数の振動体が存在する場合は，これらを詳細にみることはできません．二重声の原因を知ろうとするならば，高速度デジタル撮影法による観察が必要になります．

　この二重声の周波数を解析すると，多くの場合で主たる倍音成分のほかにサブハーモニックスを認めますが，その存在は二重声にとって必要十分な条件ではないという説もあり，その声を二重声であると客観的に評価できるような基準はまだ確立していません．

　なお，のど歌（throat singing）や倍音唱法（overtone singing）と呼ばれる，低い声と高い声がだぶって聞こえる特殊な発声法があります．代表的なものはモンゴルのホーミーですが，最近では Anna-Maria Hefele というドイツ人女性のパフォーマンスが You Tube を通じて注目されています．臨床で用いるところの二重声は喉頭で作られる声の原音に由来しますが，これは舌を用いて一部の倍音を強調するように共鳴させこのような声を作っており，機序が異なるため通常これを二重声とは呼びません．しかしその歌声はとても興味深いものがありますので，一度 You Tube 等で聴いてみられることをおすすめします．

33. 裏声ってどうなっているの

金子 賢一

　声の出し方の分類にはいくつかありますが，ここでは一般的に知られている名称である地声と裏声についてお話しします．私たちが日常の会話で使用するのは通常地声で，太くて芯がある声の印象を与え，倍音が豊富です．この地声から声を高くしていくと，あるところ（換声点）で声が裏返り，芯がない，か細い印象の裏声となり，特に成人男性でその違いははっきりします．

　この裏声は，どのようにして作られるのでしょうか？発声時には左右の声帯が接近するように動いて，声門を呼気が吹き抜ける際に声帯が振動して声門が開いたり閉じたりすることで，声の元となる音が作られることを説明しました．地声での通常の発声時は，声帯全体が大きく振動しています．一方，裏声で高い声を発声しているときは，声帯は長さが伸びて薄くなり，振動するのは声帯の縁付近のみとなります．このとき，輪状甲状筋という筋肉を使って声帯を伸ばし，緊張を高めています．

　男性は思春期に，第二次性徴の一つとして声の高さが約1オクターブ低下します（変声，声変わり）．これは男性ホルモンの作用によって甲状軟骨の発達や声帯の長さ・厚み・質量の増大が生じるためですが，その形態的変化に調節機構が追いつかないと，輪状甲状筋などの筋肉の過緊張により声が高いまま裏声発声の状態が続くことがあり，これを変声障害と呼びます．これに対する治療として，Kyser-Gutzmann法という発声時に指で甲状軟骨を後下方に押さえ地声を誘導する手技が有効で，ほとんどの例でこれにより地声発声のコツをつかみ，年齢相応の地

声を獲得することができます.

　この裏声を歌唱における表現技法として利用したものは世界各地でみられ，たとえばアルプス地方のヨーデルは，この地声と裏声を急速に交代させて発声するものです．また日本でも，奄美民謡や青森県津軽地方の民謡であるホーハイ節は，この裏声を効果的に使用しています．

　ところで，カラオケなどで歌うことを趣味とされている方は多いと思います．現代のポップミュージックは最高音が高い歌が多いため，歌ってみたけど高いところは声が出なかった，変に裏返ってしまった，という経験をした方が少なくないでしょう．地声で高い声を無理に出そうとするとのどに力が入り締め上げるようになってしまい，うまく声が出ないばかりかのどを痛め，歌った後に声がかれてしまったり，声帯ポリープの原因になったりもします．でも地声のままで出せる声の高さは個々の声帯の特性に従いおのおの限界があり，それは鍛えてもなかなか高くなるものではありません．それでは，自分の換声点よりも最高音が高い歌を裏声なしで歌うことは諦めたほうがよいのでしょうか？実は，地声と裏声の中間にあたるミックスボイス（mixed voice）というものがあり，高音域を上手に歌いたいならば，この声を操る技術を習得するとよいかもしれません．ミックスボイスは，裏声の不足する倍音を共鳴の調節によって補い，裏声なのにあたかも地声かのような印象を与えるもので，プロの歌手はもちろん，カラオケが上手な方はその多くがこの声を使いこなしています．その方法をここで詳しく説明することはできませんが，最近はインターネットでその音声・動画や習得方法が多く紹介されていますので，興味がある方は調べていただくとよいでしょう．

34. ストロボスコピーで声帯の振動がみえるわけ

金子 賢一

　ヒトの声となるもともとの音は，のどぼとけ（喉頭隆起）の少し下にある声帯が，肺から出た呼気によって振動することで作られます．すなわち，発声時には左右の声帯が接近するように動いて，その隙間（声門）を呼気が吹き抜ける際にそのエネルギーによって声帯が左右対称に波を打つように振動し（粘膜波動），声門が開いたり閉じたりすることで空気の粗密波（＝音）が作られるというわけです．この原音が咽頭，口腔，鼻腔での共鳴により修飾されて，多彩な声やことばとなります．

　声帯は表面を粘膜に覆われ，深部には筋肉があり，振動に適した適度な軟らかさや弾力性を備えています．この性質のおかげで，声帯は発声の際に前述の波を打つような振動が可能となっています．ところが，たとえば声帯にポリープができることでその性質が劣化しこのような正常な振動が妨げられると，声がれ（嗄声）という症状が現れます．このため，患者さんの声がれの原因を知るためには，声帯およびその振動の状態を観察することが必須といえます．しかし，地声で発声するときに声帯は男性で 100 ～ 150 回 / 分，女性だと 200 ～ 250 回 / 分も振動しており，私たちは通常の喉頭ファイバースコピー検査のみでは，このように高速で振動する声帯の状態を詳しく知ることはできません．

　そこで，声帯振動を観察する方法として考案され，現在臨床の場においてもっとも普及しているのがストロボスコピーです．その原理ですが，ストロボスコピーでは非常に発光時間が短い明るい光（ストロボ光）を用います．これをもし声帯とまったく同じ振動数で発光させて発声中

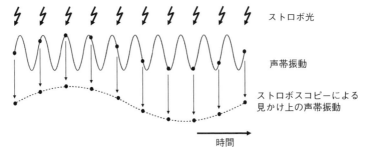

図 ストロボスコピーの原理

の声帯を観察すると,どのようにみえるかわかりますか? 答えは,声帯は実際には振動しているにもかかわらず,静止した状態にみえます.では,もしこれよりもやや少ない振動数でストロボ光を発光させるとどうみえるでしょうか? 今度は,声帯はゆっくりと振動しているようにみえます.これはもちろん真の振動ではなく,反復する多くの振動の中から抽出された像を寄せ集めた虚像で,擬似的な振動をみていることになります.

　このような方法で声帯の振動の状態を詳細に観察し,声がれの原因をつきとめていきます.声はかれているけれども一見声帯は正常にみえ,通常の観察法のみでは診断が難しい病態の代表的なものに,声帯の瘢痕があります.瘢痕とは,組織に傷がついた場合,その欠損が大きいと治る過程で線維化が進み,組織が硬く変化した状態です.たとえば声帯の手術後などで瘢痕が生じると,一見きれいな声帯でも軟らかさが失われており,声がれの原因となることがあります.これをストロボスコピーで観察すると,瘢痕の部分は振動が不良で粘膜波動が小さくなっていることで,それと診断することができます.

　また,声帯にポリープがあっても,部位によっては振動の妨げとならないことがあります.このような例で,声帯に瘢痕もあり,それで声がかれていると仮定しましょう.通常の観察法だけでは,瘢痕はなかなか見つけることはできません.ポリープを声がれの原因と思い込み,声帯

振動を確認せず瘢痕に気付かないままポリープの切除術を行うとどうなるでしょうか？　結果として声はよくならず，患者さんにとっても担当医にとっても困ったことになってしまいます．

　また，このほかにも，嚢胞とポリープを鑑別したり，がんの広がりを推察することもできます．このように，声帯の振動を観察することは，声がれの原因を診断し治療方針を考えるための重要な過程なのです．

　声帯振動を観察する他の方法として，最近では数千から数万フレーム／秒での高速度デジタル撮影により声帯振動を直接観察する方法も臨床に応用されつつありますが，検査の手軽さ，機器の価格などの点から，現在のところ日常臨床におけるストロボスコピーの重要性，優位性は続きそうです．

35. 犬に気管異物はない？

平林　秀樹

　私は1979年に卒業し，気管食道科に入局しました．気管食道科は主たる治療科目に異物症を掲げておりました．教授から「平林君，気管食道科に入局したのだから異物の実験をやりましょう」と提案され，動物舎の犬を麻酔し，右主気管支にピーナッツを挿入し1週間後に内視鏡検査を行いました．

　ところがどこを探してもピーナッツは見つからず，もう一度別のピーナッツを気管支に挿入してその日は終わりました．1週間後再び麻酔下で気管支鏡検査を行いましたが，やはりピーナッツは見つかりませんでした．もう一度気管支内にピーナッツを入れて1週間後に観察しましたがやはりピーナッツはなくなっておりました．動物舎の管理人に確認しましたが，ピーナッツは落ちてはいなかったとのことです．

　四足動物で特に早く走る動物は口唇と気管とのなす角度が水平に近く（図1，2），気管に入った異物も自発的に喀出され食べてしまったものと考えました．犬での異物症の実験はできないと悟りました．

　ところが犬の気管支異物摘出の報告を見つけました．2010年の広島

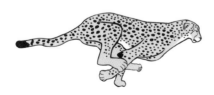
図1　走るチーター

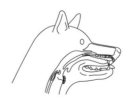
図2　口唇と気管の角度

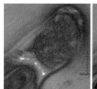 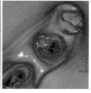 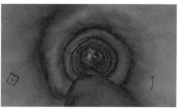

3DCT像
気管内に泡沫状の血痰の充満が想定される．3DCTでは，画像処理によりその奥に異物を確認することができる．

バーチャル内視鏡像
CT画像からバーチャル内視鏡で術前・処置前シミレーションを行うことで，実際に内視鏡検査・処置を行うイメージをたてることが可能である．

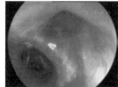 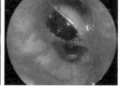 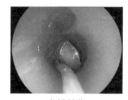

内視鏡像
左：気管内は泡沫状の血痰で充満していた．
右：治療計画で確認した同部位に同型状の異物が確認された．

内視鏡像
バスケット鉗子を用いて，異物の回収を行った．

図3　犬の気管支異物摘出

　県獣医学会雑誌に，7カ月のグレートピレニーズが繰り返す肺炎でCT検査を受け，3DCTや，バーチャル内視鏡を駆使して異物の存在を診断しただけでなく，気管内腔の肉芽形成の状態，摘出の工夫などを検討した論文を見つけました（図3）[1]．ヒトの診療とまったく変わらないことに驚きました．

文　献
1) 谷浦督規, 谷浦倉之, 谷浦直美, 他：犬の気管支内異物の1症例. 広島県獣医学会雑誌 25：63-66, 2010

36. 競走馬を早く走らせるための手術法

平林　秀樹

　ある日スポーツ新聞を見ていた時です．5面か6面の競馬のコーナーを見ると，サラブレッドにエーネル法（声門開大術）を行っている写真がありました．

　調べてみるとほかにもありました．我々が言うところの声門開大術をサラブレッドで500頭以上，ばんえい競馬で100頭以上とその手術経験が報告されていました．

　一側性声帯麻痺は獣医さんの世界では喉頭片麻痺（laryngeal hemiplegia）と称され，200年以上前から「のど鳴り」として知られているのどの病気です．主な原因は声門裂の開放不全等とされ，診断は内視鏡検査で披裂軟骨の対称性と可動性を評価することで下されます．休息時に異常所見がみられるのは重度の病態のみであるため，運動直後の内視鏡検査，もしくはトレッドミルやダイナミック内視鏡機器を用いた，運動時の内視鏡検査が推奨されています．古典的診断法としては，胸壁を強叩後に呻吟音を発生することを観察する方法（いわゆる slap test）もあります．また，下顎部の触診によって，非対称性の喉頭筋萎縮（laryngeal muscle atrophy）を確かめる手法も有効だと書かれていました．やはりヒトと同様に左麻痺が圧倒的に多いようです．

　喉頭形成術（prosthetic laryngoplasty）は図1のように皮切後甲状軟骨を露出後，披裂軟骨の筋突起と輪状軟骨を糸にて近づけ，声門を外測に牽引する方法（図2）です．この時，誤嚥性肺炎（aspiration pneumonia）を防ぐため，過剰矯正による披裂軟骨の外転過多に注意が

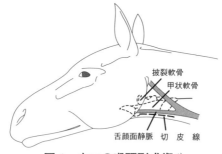

図 1　ウマの喉頭形成術[1]

術野の剃毛・洗浄・消毒を定法に準じて実施，ドレープ後，舌皮静脈腹側に沿って約 15cm 切皮．

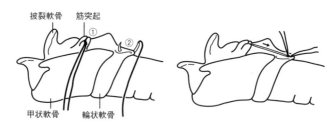

図 2 ウマの声門拡大術[1]
①：披裂軟骨筋突起への補綴糸の貫通・決紮
②：輪状軟骨背後縁への補綴糸の貫通・決紮
　　披裂軟骨筋突起と輪状軟骨背後縁の補綴

必要です．また，若馬の症例においては，肩甲舌骨筋（omohyoid muscle）の神経筋接合根部移植（neuromuscular pedicle graft）によって，背側輪状披裂筋を神経再支配（reinnervation）して外内転機能を取り戻す方法も試みられています．

術後に完全に賞金稼ぎできる例は 7 割程度のようですが，馬によって差があります（**表**）．それで

術後収得賞金（万円）	頭数（頭）
0	67
～100	52
～300	31
～500	12
～1,000	28
～2,000	23
～3,000	14
～4,000	16
～5,000	4
～10,000	11
～20,000	6
～30,000	1
84,636（ダイワメジャー）	1
	266

表　術後の収得賞金とその頭数[1]

も平均で 1,600 万ほど獲得していますので，効果はあるようです．しかし誤嚥性肺炎で馬主と訴訟になっているケースもあるようです．

文　献

1) 田上正明：サラブレッド 302 頭の喉頭片麻痺に対する喉頭形成術の術後成績に関する回顧的調査．BTC ニュース 83：13-16, 2011

37. ゴリラのドラミングはなぜ胸を叩くのか

平林　秀樹

　ゴリラが相手を威嚇するときに胸をドンドン叩いて脅かすドラミングの光景は，テレビだけでなく動物園でも見かけます（**図1**）．この音は森林では数キロ先まで響くと言われます．

　さて**図2**は同じ霊長類のチンパンジーの喉頭内視鏡所見です．愛知県犬山市の京都大学霊長類研究所の250kgを超えるオスのチンパンジーです．ヒトとよく似ていますね．**図3**は同じく霊長類研究所のニホンザルの喉頭内視鏡像です．基本的な形は同じですが，前連合の上方になにやら小さい穴が開いています．この穴はヒトの喉頭でいう喉頭室につながる穴です．ヒトの喉頭室は声帯と仮声帯間に開いておりますが，霊長類はさまざまです（**図4**）．

　これらの喉頭室はさまざまな方向に広がっており，ゴリラやチンパン

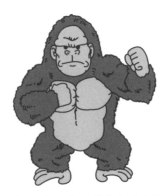

図1　ドラミングするゴリラ

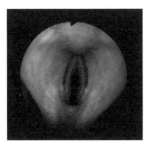 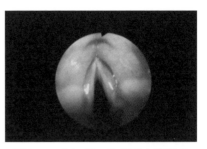

図2　チンパンジーの喉頭内視鏡像　　図3　ニホンザルの喉頭内視鏡像

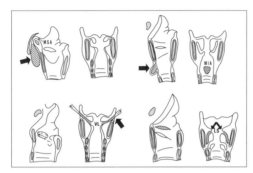

図4　霊長類の喉頭室[1]

ジーはヒトと同じ声帯と仮声帯間から喉頭室が始まり，前胸部，腋窩にまで広がる大きな空間を形成しています．ゴリラに至ってはヒトの腕が入るぐらいに大きい空間となっています．私の霊長類学の恩師である関西医大解剖学の葉山先生はこの空間に関し，樹上生活のために体を軽くすることが必要であったためと分析しています．またドラミングは縄張りの堅持に有効なものと考えられています．

文　献
1) 葉山杉夫：霊長類の喉頭囊について. 人類學雜誌 78：274-298, 1970

38. PTPにミシン目がなくて不便なわけ

平林　秀樹

　高齢者だけでなく，若い人にも PTP（press through package）*の誤飲による食道異物が認められます．

　テレビを見ながら薬を飲んでついうっかりパッケージごと飲んでしまうようです．頸部食道に嵌頓する（はまり込む）ことが多いですが，喉頭内視鏡検査では見つからないこともあります．「唾が飲めなくてつらい痛い」と訴えるときは必ず異物があります．喉頭内視鏡で見つからなくても，頸部の側面 X 線検査でパッケージの中の空気がコントラストとなり見つけることができます（図1）．

　上部消化管内視鏡にオーバーチューブを装着して，粘膜が傷つかないように摘出します（図2）．

　さて，最近お薬シートのミシン目が少なくなり，パッケージがバラバ

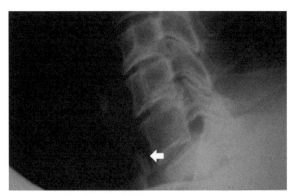

図1　頸部 X 線検査にみる，PTP 異物

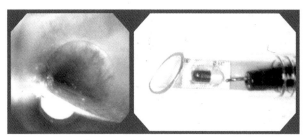

図2 オーバーチューブと上部消化管ファイバーを用いた PTP 異物摘出

ラにならないように工夫されています．これは PTP 異物防止のために，日本気管食道科学会が 1994 年に各製薬メーカーにお願いをして，PTP がバラバラにならないように，ミシン目を抜く要望をいたしました．

　残念ながらわざわざこの抜いたミシン目に沿ってハサミで PTP をバラバラにするため，今でも PTP 異物はなくなりません．服薬指導の際にはハサミで切らないようにご指導お願いしたいです．

　ちなみに日本気管食道科学会では，異物関連の予防策として，ゴムホースキ等危険な玩具の製造販売禁止（昭和 27 年（1952）11 月 3 日），鉛筆キャップの先端を穴あけする要望等を製造会社に行ってきています．

＊PTP：錠剤やカプセルなどを包装するパッケージのこと．

39. 双子のいびき

中島　逸男

　双子には一卵性と二卵性がありますが，特に一卵性の場合はまるでコピーのような体型や性格の一致が見受けられます．それは一卵性双生児の場合，1つの受精卵から分かれるので，遺伝子が100％同じであることに起因するのかもしれませんが，一緒に暮らしている家族からすると，一卵性の場合であってもその違いははっきりとわかるようです．遺伝の影響を調べるため双子（一卵性，二卵性を含む）を集めて，病気になる確率を調べる研究があるそうです．どうして双子を調べるのかというと，通常育った環境がほぼ同じだからです．つまり環境の影響を排除して考えられるので，一卵性双生児のほうが二卵性双生児よりも病気になる確率が高ければ，遺伝の影響が大きいと考えられるのだそうです．

　しかしながら，たとえ生まれながらに遺伝子が100％同じ一卵性双生児であっても，睡眠呼吸障害により，成長とともに少しずつ違いが出てきた症例を経験しました．彼らは共に小学校のころは少年野球に取り組んでいたのですが，中学校に進学してからは野球をすることがなくなり，徐々に体重が増加し始め，夜間のいびき，無呼吸が出現しました．

　それだけでなく，おねしょ（夜尿）や日中の眠気までみられるようになり，われわれの施設を訪れました．そして睡眠検査などの結果により，二人とも重度の睡眠呼吸障害であることがわかりました．そのため，より重度であった兄をCPAP（持続陽圧呼吸）療法で治療を開始しました．そうすると，おねしょや日中の眠気も改善し，一年後には見違えるようにやせて，身長の伸びを認めました（**図右側**）．

幼いうちは見分けがつきにくいことも多い一卵性双生児ですが，夜間のいびきや無呼吸も「いつものこと」などと，放置していると，経過とともに少しずつ違いが出てくるかもしれません．これは小さいころからの成育環境がほぼ同じでも，またDNA配列に変化が生じなくても食生活や運動不足によって遺伝子の働き方に変化が生じ，睡眠中の呼吸障害を認めるようになったのでしょうか．詳しい考察は遺伝学の専門家でないとわかりませんが，今回の症例から，適切な治療が行われることで，夜間のいびきや無呼吸だけでなく，本来の健康的な体型まで取り戻すことが可能だったことはたいへん興味深いことです．そして仮に未治療であった場合には，この影響が大人になって残ったかもしれません．

　この双子の写真を眺めながら，そんなことを考えていただけると幸いです．

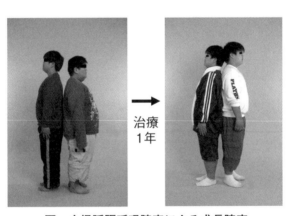

図　小児睡眠呼吸障害による成長障害
一卵性双生児例

40. 子どもの鼻づまり

小林　隆一，宮崎総一郎

　耳鼻科外来には幼児からご高齢の方まで，さまざまな年代の患者さんが来られます．小学生以上なら，かぜの症状や花粉症の場合は鼻づまりの症状を詳しく説明することができます．ところが，小さなお子さんなどでは，自分の症状を正しく表現できない場合があります．また，一年中鼻が詰まっている方の場合は自覚的に鼻づまりを認識できないことも多くあります．

　このような場合に，客観的に鼻が詰まっているかどうかを確認する検査が鼻腔通気度検査です．専用の測定機器を必要とするため，すべての耳鼻科で検査ができるわけではありません．

　鼻腔通気度検査は非侵襲的な検査で，約1～2分で終わる簡単な検査です．検査にあたっては，座った患者さんの鼻にノズルをあて，口を閉じた状態で数回鼻呼吸をしていただきます．左右1回ずつ検査を行い終了します[1]（図1）．

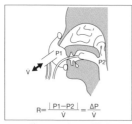
ポステリオール法[1]

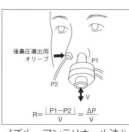
ノズル・アンテリオール法[1]

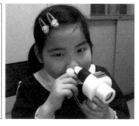

図1　鼻腔通気度測定法

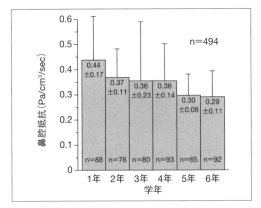

図2 鼻正常児の学年別鼻腔抵抗平均値[2]

身長（cm）	人 =494	平均±標準偏差
〜120	97	0.43 ± 0.16
120〜130	156	0.37 ± 0.19
130〜140	130	0.34 ± 0.12
140〜	111	0.28 ± 0.09

表1 鼻正常児の身長別鼻腔抵抗平均値[2]

　評価は鼻腔抵抗値という値で評価を行います．日本人の正常成人の両側鼻腔抵抗値はΔP100Paで0.25 ± 0.10Pa/cm³/secです[1]．しかし，小児の場合は成長とともに鼻腔容積が大きくなるため，鼻腔抵抗値は年齢，身長とともに小さくなることが最近の研究でわかってきました[2]（図2，表1）．つまり，小児の場合は同じ鼻腔抵抗値でも，年齢や身長によって評価が異なり，正常値にみえても鼻が詰まっている場合があるということです．

　また，いびきが大きい，日中口をぽかんと開けているので調べてほしいとの相談を受けることがあります．鼻の状態を確認させていただくと一見問題ないように見えるのですが，のどを見ると大きな口蓋扁桃（いわゆるへんとうせん）や，X線を撮ると鼻の突き当りに大きな咽頭扁桃（アデノイド）を認めることがあります．

鼻づまりがあっても，昼間は口呼吸である程度代償できるので症状がわかりません．しかし，夜間は意識的な口呼吸ができないで，詰まった鼻で呼吸しようとするために，呼吸状態が悪くなり酸素が下がる（睡眠時無呼吸症候群）ときには手術が必要になる場合があります．手術後には手術前と比較して鼻腔抵抗値の改善（鼻の通りが良くなる）が報告されています[3]．

　小さなお子さんは自分で鼻づまりが表現できない場合がありますので，ご両親の注意深い観察が重要です．

文　献

1）内藤健晴，宮崎総一郎，野中　聡：鼻腔通気度測定法（Rhinomanometry）ガイドライン．日本鼻科学会会誌 40：327-331, 2001

2）Kobayashi R, Miyazaki S, Karaki M, et al.：Nasal resistance in Japanese elementary school children：Determination of normal value. Acta Otolaryngol 132：197-202, 2012

3）Kobayashi R, Miyazaki S, Karaki M, et al.：Evaluation of adenotonsillectomy and tonsillectomy for pediatric obstructive sleep apnea by rhinomanometry and the OSA-18 questionnaire. Acta Otolaryngol 134：818-823, 2014

41. 若年者の滲出性中耳炎はクラミジア感染を疑う

新谷　朋子

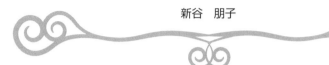

　20歳女性，1カ月前感冒罹患後，右耳の閉塞感が続くため近医耳鼻科を受診しました．中耳炎の診断で抗菌薬を5日内服しても聞こえが良くならないうえ，さらに1週間前から左耳の耳閉感も出現したため当クリニックを受診しました．

　両側滲出性中耳炎があり，右耳35.4dB，左耳35dBの伝音難聴を認めました．すでに1カ月以上保存的治療を行っていましたが，改善していないため両側鼓膜切開を行い，やや粘稠な貯留液を吸引しました．鼻のX線では副鼻腔炎はみられませんが，ファイバーでは咽頭扁桃が浮腫状に発赤腫脹し上咽頭から中咽頭後壁まで膿性後鼻漏が付着していました（図）．

　上咽頭所見からクラミジアの上咽頭炎とそれに伴う中耳炎を疑い，クラミジア感染の既往を聞いたところ，先月，性感染症を疑い婦人科を受

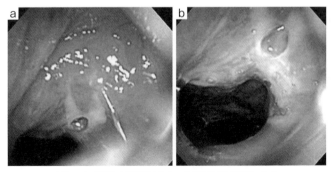

図　上咽頭の腫脹（a）と膿性後鼻漏（b）

診，クラミジア検査を受けましたが陰性であったとのことです．一般細菌培養検査とうがい液で核酸検出法によるクラミジア，淋菌の検査を行ない，クラリスロマイシン，カルボシステインを1週間処方しました．

4日後にクラミジア陽性，淋菌陰性の結果が判明し，一般細菌培養では常在菌のみ検出されました．

1週間後，再診時に鼓膜所見は改善していましたが，上咽頭に膿性の後鼻漏が付着していました．アジスロマイシン1,000mgを単回投与しました．その後は中耳炎の再発はなく上咽頭の所見も改善し，2週間後の咽頭検査ではクラミジアは陰性でした．

性感染症では性器クラミジア感染症が最多で，ついで性器淋菌感染症がみられます．この2つの疾患の患者数が多い原因の一つに，感染しても症状がなく病的所見もみられない無症候性感染症が多く診断，治療をすり抜けて感染を広げていることが挙げられています[1]．女性の性器感染は無症候性が多く放置されると不妊の原因になります．無症状であっても性器感染の10〜20%咽頭感染の合併があります．慢性の扁桃炎や咽頭炎のうちペニシリン系やセフェム系の抗菌薬で反応しないものの中にはこのようなクラミジアによる咽頭炎が存在し，性器に感染したものに比べて治療に時間がかかるとされています．

10〜20歳代に多く，耳閉感，難聴，鼻閉，時に咽頭痛や頸部リンパ節腫脹を訴え，滲出性中耳炎を併発しやすく，上咽頭の発赤や咽頭扁桃のアデノイド様腫脹が観察されます．

診断は核酸増幅法のSDA法，TMA法，PCR法のいずれかで咽頭または上咽頭からのスワブ（綿棒），うがい液を採取して検体とします．臨床的に淋菌とクラミジアの判別が難しく同時感染の可能性もあるので，診断時は淋菌とクラミジアを同時に検査します．うがい液は生理食塩水15〜20mLを口に含ませて10〜20秒間上を向いてガラガラとうがいした後，紙コップなどに吐き出させ，必要量を検査キットに収容します．咽頭の粘膜は飲食によって粘膜上皮の脱落が促進されるため，うがい液では食事や歯磨きのあとを避けて採取します．

100

治療は日本感染症学会では性器および咽頭のクラミジア感染に対して，アジスロマイシン 1,000mg 単回投与を推奨ランク A，クラリスロマイシン 1 回 200mg，またはミノサイクリン 1 回 100mg を 1 日 2 回 7 日間投与を推奨ランク B としています[2]．余田らは咽頭では 7 日間投与で完治しないことがあるためクラリスロマイシン 1 回 200mg 1 日 2 回 14 日投与を行っています．

文　献

1) 余田敬子：口腔・咽頭に関連する性感染症，日本耳鼻咽喉科学会会報 118：841-853, 2015

2) 日本性感染症学会 編：口腔咽頭と性感染症．性感染症 診断・治療ガイドライン 2011．日本性感染症学会誌 22 supple：36-40, 2011

❦ おわりに ❦

　本書の内容を校正した際に，編著者としてどの章も納得しながら楽しく読ませていただきました。とくに伊藤裕之先生には多くの項目をご執筆いただき，深く感謝申し上げます。「13. 人はなぜ食べたがるか」では，嚥下障害の治療を始めるきっかけになった患者さんを紹介されています。ある誤嚥性肺炎の患者さんが，「私にはやりたいことがあるので，声を失う危険のある手術はしたくない」といって退院されたとのことです。数カ月後パリに行ってきたと土産をくれたとのことでした。彼のやりたかったことは，経口摂取でなくパリに行くことでした。この文章から患者さんへの暖かいまなざしを感じるとともに，患者さんを中心にした医療がどうあるべきか考えさせられました。

　また，三輪先生の「29. 年ごろの娘がオヤジを嫌うわけ」では，体臭と女性の好む匂いについて，ヒト白血球抗原（HLA）の研究を引用されながら明快に，かつコミカルに説明されています。お父さんが娘さんから嫌われても，それは種の保存のためであると説明されると，なるほどと納得できました。

　本書の作成過程であらたなトリビアを，私自身も学ぶことができました。全国には，耳・鼻・のどについて，もっと多くのトリビアをご存知の先生方がおられると思います。学会や講演会等でお会いした時にぜひご教示いただき，続編ができれば幸いです。

　最後に，本書の企画から発刊までには約3年間を要しましたが，作成にご尽力いただいた新興医学出版社の早川喜代子様，林峰子様に，厚くお礼申し上げます。

宮崎　総一郎　拝
編著者を代表して
桜花の舞う中部大学鶴舞キャンパスにて

© 2019   第 1 版発行   2019年 5 月15日

雑学キング　耳・鼻・のど

（定価はカバーに
表示してあります）

編集　　宮　崎　総　一　郎
　　　　髙　橋　晴　雄
　　　　丹　生　健　一

検印
省略

発行者　　　　林　　峰　子
発行所　　株式会社 新興医学出版社
〒113-0033　東京都文京区本郷 6 丁目 26 番 8 号
電話　03（3816）2853　　FAX　03（3816）2895

印刷　株式会社 藤美社　　ISBN　978-4-88002-865-1　　郵便振替　00120-8-191625

- 本書の複製権・翻訳権・上映権・譲渡権・公衆送信権（送信可能化権を含む）は株式会社新興医学出版社が保有します。
- 本書を無断で複製する行為（コピー、スキャン、デジタルデータ化など）は、著作権法上での限られた例外（「私的使用のための複製」など）を除き禁じられています。研究活動、診療を含み業務上使用する目的で上記の行為を行うことは大学、病院、企業などにおける内部的な利用であっても、私的使用には該当せず、違法です。また、私的使用のためであっても、代行業者等の第三者に依頼して上記の行為を行うことは違法となります。
- **JCOPY**〈出版者著作権管理機構 委託出版物〉
本書の無断複製は著作権法上での例外を除き禁じられています。複製される場合は、そのつど事前に、出版者著作権管理機構（電話 03-5244-5088、FAX 03-5244-5089、e-mail : info@jcopy.or.jp）の許諾を得てください。